ズバッと本音で
医者と患者の糖尿病トーク

著

三村　和郎　三村かずお内科クリニック院長・糖尿病専門医
×
波多江伸子　糖尿病患者・福岡がん患者団体ネットワーク
　　　　　　「がん・バッテン・元気隊」代表

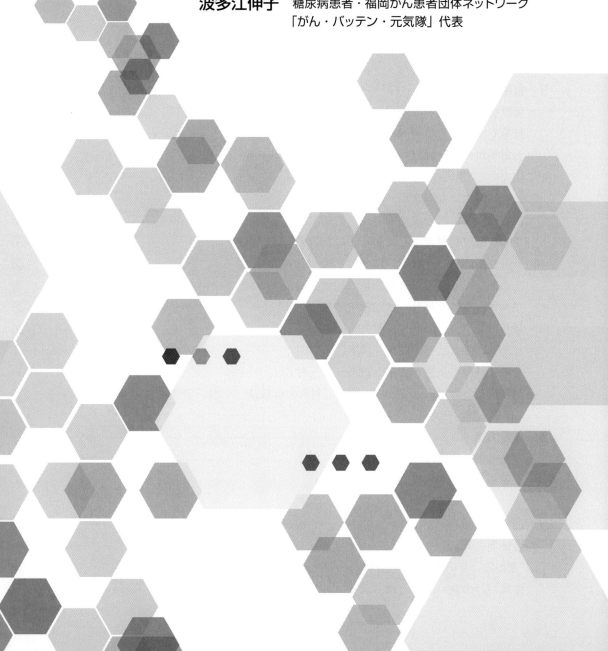

目　次

はじめに（波多江） ………………………………………………………………… 4
丁々発止（三村） …………………………………………………………………… 5

Ⅰ．糖尿病とはどんな病気？ …………………………………………………… 6
　糖尿病になる人・ならない人（波多江、三村） ……………………………… 6
　1型糖尿病の話（波多江、三村） ……………………………………………… 8
　2型糖尿病の話（三村、波多江） ……………………………………………… 10
　犬にも効くインスリン治療（三村、波多江） ………………………………… 12
　インスリン発見のエピソード　ノーベル賞授与のトラブル（三村） ……… 14
　HbA1c（ヘモグロビン A1c）の話（三村） …………………………………… 16

Ⅱ．食事の話 ………………………………………………………………………… 18
　糖尿病患者は食いしんぼ？（波多江） ………………………………………… 18
　野菜や海草を先に食べよう（三村） …………………………………………… 19
　お菓子がやめられない！（波多江） …………………………………………… 20
　和食中心で品数多くして（三村） ……………………………………………… 21
　糖質制限食は効きますか？（波多江） ………………………………………… 24
　糖質制限食は勧めません（三村） ……………………………………………… 25
　さらに糖質制限食、とにかく下げたい HbA1c（波多江） …………………… 26
　糖質制限のリバウンド（波多江） ……………………………………………… 28
　なんとなくすっきりしない糖質制限食論争（三村） ………………………… 29
　アルコールのカロリーは油断できない（三村） ……………………………… 35
　誘惑カレンダーの話（三村） …………………………………………………… 36
　ほかで頑張れば―（三村、波多江） …………………………………………… 37
　患者に試練の季節が到来（波多江、三村） …………………………………… 39
　禁煙難しいのはわかるが"人間、三村"の後日談（三村、波多江） ………… 41

Ⅲ．運動の話 ………………………………………………………………………… 44
　ウォーキング（波多江、三村） ………………………………………………… 44
　ウォーキングのコツ（波多江、三村） ………………………………………… 46

Ⅳ．合併症の話 ……………………………………………………………………… 52
　合併症の考え方（三村） ………………………………………………………… 52
　"変わる"ということ（三村） …………………………………………………… 53
　動機づけの良い患者とは（三村、波多江） …………………………………… 54

手足の先の神経障害（波多江、三村） ……………………………………………………… 56
　　糖尿病網膜症の症状と患者心理（波多江、三村） ……………………………………… 58
　　仕事優先して合併症が悪化（波多江、三村） …………………………………………… 60
　　腎症で食事療法が変化（波多江、三村） ………………………………………………… 62
　　糖尿病とうつ（波多江） …………………………………………………………………… 64
　　円形脱毛症（波多江） ……………………………………………………………………… 67
　　合併症出始めるとうつも（三村） ………………………………………………………… 68
　　今年は身軽にいきたいです（波多江、三村） …………………………………………… 72
　　気を取り直して（波多江） ………………………………………………………………… 74
　　糖尿病と認知症（波多江） ………………………………………………………………… 75
　　低血糖と認知症（三村） …………………………………………………………………… 76
　　糖尿病と歯（波多江、三村） ……………………………………………………………… 77
　　お薬手帳、被災地で威力（波多江、三村） ……………………………………………… 79
　　健康の経済学（波多江、三村） …………………………………………………………… 81
　　直接の死因にはならないが（波多江、三村） …………………………………………… 85
　　がんリスク高いので検診を（波多江、三村） …………………………………………… 87

Ⅴ．低血糖 ……………………………………………………………………………………… 91
　　他の病気を患ったときも大変（三村、波多江） ………………………………………… 91
　　低血糖をこわがらないで（波多江、三村） ……………………………………………… 93
　　糖尿病とサプリメント（波多江） ………………………………………………………… 95
　　相談に乗らなくちゃ"サプリメント、健康食品"（三村） ……………………………… 96
　　インスリン打ち間違い（波多江、三村） ………………………………………………… 98
　　ためになる低血糖の処置　本当の実践編（三村） ……………………………………… 100
　　低血糖と運転免許証（三村） ……………………………………………………………… 101

Ⅵ．治療の明日 ………………………………………………………………………………… 103
　　薬は相次いで開発されたが（波多江、三村） …………………………………………… 103
　　糖尿病最新の治療（三村） ………………………………………………………………… 105
　　インスリンを作る膵臓の細胞（膵β細胞）のリサイクル（再生医療）（三村） ……… 106
　　完治させる夢の治療法（波多江、三村） ………………………………………………… 107
　　医者は聞き上手がいい（三村） …………………………………………………………… 109
　　日本人の死因 20 年の推移と健康寿命（三村） ………………………………………… 110

あとがき　波多江伸子 …………………………………………………………………………… 112
三村のあとがき　みんなの迷い ………………………………………………………………… 113

はじめに

　糖尿病患者の波多江伸子です。日頃は＜がん患者団体代表＞として活動することが多いのですが、実は、がんとしては最もタチの良い部類の甲状腺乳頭がんの患者です。軽いがんだからこそ長年がん患者団体を運営していけるわけで、私の場合、がんより糖尿病のほうがはるかに重症。最近、特に血糖コントロールが不良になり、四苦八苦している状況です。風邪を引いてもけがをしても、ほんとに治りにくくなってしまいました。足はジンジンしびれるし、関節があちこち痛いし、低血糖と高血糖を繰り返して気分はジェットコースター。1日4回のインスリン注射の、なんとわずらわしいこと。

　33年前、最初の甲状腺がんの手術をしたころから糖尿病も指摘されていました。もっと気をつけて生活していれば良かったのですが、当時は、「がん」という病名に心奪われてしまい、糖尿病なんて大した病気ではない、これで死ぬことはないし・・と軽く見ていたのがまずかったようです。甲状腺がんで死ぬよりも、糖尿病の合併症で寝たきりになる確率のほうが高そうだと気づいたときは、ヘモグロビンA1c（以下はHbA1cと記します）が8％を超える日々が続いていました。HbA1cは過去1～2カ月の血糖の平均値で、基準値は4～6％です。8％の大台に乗ってしまうと感染症を引き起こす危険がぐっと高まり、抜歯も手術も難しくなります。ああ、わたしゃこれから抗生剤漬けの老後になるの？と、先行き不安なこの頃です。

波多江伸子（はたえ　のぶこ）1948年福岡市生まれ。
作家・倫理学研究者。福岡がん患者団体ネットワーク「がん・バッテン・元気隊」代表。
Ⅱ型糖尿病患者歴28年。西日本新聞に長年にわたって「波多江伸子の楽しい患者ライフ」などを連載する。

丁々発止

　三村和郎です。私は糖尿病専門医として開業しています。リンパ腫という、波多江さんよりずっと怖い病気にかかった患者です。発症して7年が過ぎます。先日のがんセンターでの検査は幸いに問題なし。今年を元気にクリアすれば大丈夫でしょう。フルマラソンだって走ってしまう、アスリートの私が病気になるなんて想像もしていませんでした。病気を通して絶望も経験しましたし、希望という言葉の意味もわかったような気がします。そして家族の、特に家内のありがたさも、友人の大切さも実感しました。私がお世話をしている多くの糖尿病患者さんが実は自分の目が悪くなったり、腎臓が悪くなったりするかもしれないなんて、奇妙なことに（私と同じように）つゆほども思っていない（漠然とした恐怖感はありますよ）だろうということもわかるような気がしました。思わず"なぜだ。なぜ俺なのだ"と叫ぶ声がわかります。波多江さんのようないい意味での臆病者さんは実は少ないのだと感じています。

　私は長年、波多江さんのように、先行きに不安な気持ちを持つ糖尿病の患者さんを診ています。患者さんの訴える"眼"を診て何を診てほしいのかという身体の声を聴くことが私の日々の生きがいです。医師になって30年。たくさんの患者さんと"接し、励まし、こきおろし"ながら、一緒に病気と戦ってきました。このトークのきっかけは、西日本新聞で取り上げられた私の闘病記を、波多江さんが面白そうだと本屋に買いに行ったのが発端です。"やすし　きよし"の漫才のように、糖尿病をテーマに、患者と医者が"ちょうちょう、はっし"、"向かうところ敵だらけ"。もちろん"うんうん"とうなずく読者がいらっしゃるのが前提で挑戦したいと思います。皆さんの本音に問いかけ、本音で答えていきたいと思います。

三村　和郎（みむら　かずお）1956年熊本市生まれ。糖尿病専門医。
三村かずお内科クリニック院長。2009年リンパ腫を発症し、5か月に及ぶ治療を経て職場復帰。著書に「僕たちが病気になったときいったい何を思い何を考えたのだろう」（株式会社フラウ）。

糖尿病になる人・ならない人

　33年前のこと。妊娠中に血糖値が高いと指摘され、産後、検査を受けました。甘い砂糖水を飲んで負荷をかけては採血を繰り返す検査です。結果は「境界型」。境界型という言葉を、「まだ糖尿病にはなっていないんだ」と楽観的に捉えた私は、お腹いっぱい食べるという食習慣を改めずに過ごしました。もちろん食材には十分気をつけて、肉や魚も産地や飼育方法までチェックし、生協で無農薬野菜の共同購入もしていましたが、なにせ、生来の食いしん坊。食べる量がハンパではありません。毎日のようにアップルパイやチーズケーキを拵え、味噌やタクアンまで手作りして料理に励んだのが裏目に出たのか、数年後には本物の糖尿病に出世してしまいました。

　私に遅れること30年、連れあいもこの度「境界型」糖尿病と言われました。昔と違って、最近では、早々に薬を使って予防するのですね。糖の吸収を抑える薬が処方され、食事の前に飲んでいます。私が食前のインスリン注射を打つのを見て、連れあいも「あ、そうそう」と思い出して薬を取りに行っています。

　近年、糖尿病患者が増えているということですが、私よりもっとたくさん食べて特に運動をしているわけでもないのに、糖尿病のケもない人もたくさんいます。学生時代からの友人は大食家で、今でも、食べ放題の店に私を誘い、「悪いね」と言いながら自分だけてんこ盛りのケーキを食べます。それでも、彼女は病気知らず。血糖も血圧も正常で、若い頃からヤセも太りもしていません。私は、自分ではけっこう節制しているつもりなのに、血糖値は下がらず、体重と中性脂肪は増加の一途。どうしてこんなに差が出るのか不思議です。生活上の問題以前に、体質の問題があるような気がします。そういえば、彼女のお母さん、90歳を超えても食欲旺盛で、おそろしいほど元気です。私の母は糖尿病患者でした。兄も糖尿病。親から伝わる＜糖尿病の遺伝子＞みたいなものがあるのでしょうか。

　そして、28年前のある日、「お気の毒ですが、糖尿病です」と、かかりつけ医院で改まって言われました。境界型糖尿病から2型糖尿病へと病名が変わった日です。その時は、＜糖尿病ごときに、「お気の毒です」もなかろうに＞と、内心、大仰さに笑ったのですが、どうしてどうして、糖尿病は大変な病気でした。その頃からでしょうか、朝の血糖値を測るだけの毎月の検査が、過去2～3カ月の血糖の平均値で測られるようになりました。最初の頃のHbA1cは6％台でした。薬は処方されず、食事に気をつけて運動をするという基本的な糖尿病治療ライフに入ったのですが、なかなか、血糖値が下がりません。御馳走をたっぷり作って、家族やお客さんと盛大に食べるという生活スタイルが変えられませんでしたから。

　食後、尿糖を測ると、黄色い検査紙がみるみる深緑色に変わるのが恐ろしかったですね。糖尿病は少しずつ進行しましたが、その頃始めた、毎日、夕食後に1時間ほど散歩するという習慣だけは25年間続いています。

（波多江伸子）

糖尿病になる人・ならない人

　糖尿病の診断は恐ろしく簡単です。早朝空腹時の血糖値が126mg/dl以上、随時血糖値が200mg/dl以上、ブドウ糖負荷試験（この検査はお砂糖を75gも飲むというとんでもない検査です。喫茶店のステイックシュガーは3〜5gですので15本も一度にコーヒーの中に入れて飲むようなものです。想像しただけでぞっとする量ですが、糖尿病でない方の血糖値は上がっても140mg/dl以上に上がることはありませんので人間の体はとてもよくできています）で2時間目の値が200mg/dl以上にあがると糖尿病型と判定されます。それに症状とか、HbA1cが6.5％以上でしたら"あなたは糖尿病です"と宣言されます。その宣言を受けると"とうとう来たか"と患者さんの背筋がシャンとなります。

　でも、本当に大事なことは糖尿病の治療は診断だけではなく現在の自分の糖尿病が持つ合併症の把握が大事です。つまり長いご自分の糖尿病歴の"どこに位置しているか"という把握が大事なのです。なぜなら2型糖尿病は発症時には多くの場合、症状らしきものがありません。つまり糖尿病になったのがいつからかわかりません。ですから、診断を受けたら専門医にきちんと1回はかかり、精密検査を受けてください。それが糖尿病治療の第一歩です（具体的にはⅣ. 合併症の話初めに解説しています）。多くの方がある時期に"あなたは糖尿病ですよ"と宣言されても"自分だけは合併症などで失明したり、透析に至ることはない！！"と思いこんでおられます。合併症が現れてきたらもう5年も10年も糖尿病の悪い状態があったはずですが気づかなかったのです。私たち専門医に相談をされる患者さんは今更10年前に戻ることはできません。

　40歳以上は境界型を含めると3人に1人は糖尿病です。西新商店街で石を投げれば3人に1人は怒って走ってくるか、糖尿病患者さんです。それくらい多い病気です。日本人で患者さんが最も多い高血圧症は薬を選べば必ず血圧が下がる時代になりました。でも、糖尿病は生活リズムの病気です。どれだけ薬を工夫しても食生活がめちゃくちゃなら、うまくいきません。

　受診される方の中には「こっちは会社の規定で検査を受けているのにうだうだ言われて、余計なお節介だ」と逆ギレされる方もおられます。その一方、「知りませんでした。大丈夫でしょうか」とすがるような"眼"で受診される方もいらっしゃいます。接する医師の責任は重大です。ひとりひとりの患者さんが何を求めて受診されているのかを的確に把握しなくちゃいけません。

〈三村和郎〉

Ⅰ．糖尿病とはどんな病気？

1型糖尿病の話

　日本では糖尿病の患者さんの多くは2型糖尿病ですが、自分が2型糖尿病とはっきり認識している患者さんはそう多くないみたいです。実は私も、糖尿病になって10年ぐらい、糖尿病に1型と2型があることさえ知りませんでした。

　1型糖尿病の患者さんは、日本には1万人に1人くらいしかいないそうです。そして1型の患者さんは皆、自分が1型だと知っています。インスリンが出なくなる1型には一生インスリン注射が必要ですし、発症する年齢が若いので、結婚や出産、就職など人生の大切なイベントを、治療しながらクリアーしていかなければなりません。きちんと病院に通い続け、合併症を抑えて、無事に元気な高齢者になるまでには気の遠くなるような自己管理の日々です。ときにはスランプにもうつにもなりますよね。

　ある病院の待合室で顔見知りの1型糖尿病の高校生の娘さんとそんな話をしていたら、隣に座っていたメタボ体型のおじさんが「おネエちゃんも糖尿病かい？」と話に割り込んできました。映画"男はつらいよ"に、いつも間の悪いときに登場してまずいことを言ってしまうタコ社長が出てくるじゃないですか。柴又の寅さんちの隣にある小さな町工場の社長ですが、ちょうどあんな風な絶妙な間の悪さで話しかけます。「若いのに大変だね。おじさんなんか、むちゃくちゃしてきたから仕方ないけどさ。じゃ、何かい、ご飯代わりにお菓子とジュースで育ったとか？」自分の父親とさえあまり話したくない年頃なのに、気安く"おネエちゃん"と呼びかけられて彼女の顔色が変わりました。生活習慣病の2型と一緒にされたくない気持ちも混じっているかもしれません。

　「私は1型糖尿病ですから、お菓子とか関係ないんです」とむかつく気持ちをあらわに、ツンとそっぽを向きました。「1型糖尿病？」メタボおじさんは困惑した顔で私を見ます。「彼女はそうです。でも、おタクは2型糖尿病ですよね」と私が言うと、タコ社長はあわてて首を横に振り「違うよ、おれはただの糖尿病」と答えたのには笑えました。

（波多江伸子）

I. 糖尿病とはどんな病気？

1型糖尿病の話

　インスリンというホルモンが出ない1型糖尿病（この状態はインスリン注射という治療をしないと死に至ります）の話をします。1型糖尿病の多くが子供たちに発症します。時には大人の方にも見られます。1型糖尿病の原因はいまだにわかりません。人間の体にはバイ菌を駆除しようという働きがあります。その仕事をしているのがリンパ球という細胞です。でも時々間違って自分の体を"異物・バイ菌"と認識して攻撃してしまいます。関節リウマチは自分の関節の細胞を異物と間違えるので痛みが出ます。1型糖尿病もそういった反応が膵臓のインスリンを分泌する細胞に起こってしまって発症する病気のようです。少なくとも贅沢病ではありません。日本人の場合、1型は波多江さんが言われる通り、1万人に1人程度とされています。福岡市でいえば、小学校区に1人いるかどうかということになります。

　1型糖尿病の子供たちの中には血糖値が300mg/dlを超えただけでぐったりする子がいます。その理由はインスリンというホルモンの仕事が血糖コントロールだけでなく体のバランスを取ることも大事な仕事ですので、すぐバランスが崩れてしまうからです。

　一方、2型は40歳以上の3人に1人が糖尿病、予備軍とされています。日本で糖尿病といえば、2型が圧倒的に多いので"あなたは2型"と患者さんに説明しない医療機関もあるでしょう。

　紀元前1550年前のエジプト文化時代に"糖尿病らしい甘いおしっこがいっぱい出る病気は、のどの渇きや、体重が減少したり、意識がなくなったりし腎臓が溶けて死んでしまう病気だ"とパピルス　エベルスという石板に書かれているそうです。インドや中国でも似たような記載がたくさんあります。"そう糖尿病は死の病だったのです"。糖尿病の原因がおなかの真中にある膵臓の病気だとわかったのは1921年ですので約4000年の長い間、腎臓の病気と信じられていたわけです。

　インスリン治療が始まる前の糖尿病（1型糖尿病のことです）の治療は飢餓療法、糖質制限療法でした。高血糖症の症状である口渇、多飲、多尿、全身倦怠感は飢餓療法、糖質制限療法は糖分を取りませんから症状はかなり軽減されますが、根本的治療でありませんし、栄養不足でどんどん痩せていき、平均余命は1年半でしかありませんでした（生命予後はがんとほとんどおんなじ感じだったのです！！）。

（三村和郎）

Ⅰ．糖尿病とはどんな病気？

2型糖尿病の話

　大人の方に多くみられるインスリンの働き、分泌量が低下しているために起こる2型糖尿病の話をします。2型糖尿病は1型糖尿病ほど複雑な体の反応ではなく、どうも遺伝が基礎にあり、肥満やストレス、運動不足といった生活習慣で発症するようです。近親者に糖尿病の方がおられ、肥満、ストレス、運動不足などが重なるとかなりの確率で2型糖尿病を発症します。そもそも日本人では1型糖尿病の患者さんは1万人に1人で、2型糖尿病の場合は40歳以上の3人に1人が患者さんあるいは怪しい人ではないかというくらい発生頻度が違います。さらに2型糖尿病はその病態で食事、運動など健康を意識した生活でよくなる方や、薬の助けが必要な方や、やはりインスリン治療が必要な方などさまざまです。

　しかし、2型糖尿病も糖をエネルギーにしていくためのインスリンが不足するため、血液中の糖が増えます。結果、高血糖になり、血液中の糖が血管の壁を傷つけ、さまざまな合併症が起きるのは一緒です。ストレスも過食を招き、肥満の人と同じリスクがあります。また運動不足の人は、運動をしている人に比べ糖をエネルギーにしていくインスリンの力が低くなります。

　波多江さんのご家族は遺伝性が強い2型糖尿病ですよね。つまり、波多江さんのご親族の方々をよく調べていくと、きっとたくさんの2型糖尿病の患者さんが見つかるはずです。

（三村和郎）

2型糖尿病の話

　はい、その通りです。わが家には糖尿病患者がゴロゴロしています。母が糖尿病でした。兄もインスリン治療をしています。そういえば、叔母（母の妹）も晩年、「アタシも糖尿病になっちゃったよ。アンタのお母さんと違ってせんべいしか食べないのに」と言っていましたっけ。叔母は、糖尿病は甘いお菓子の食べ過ぎで起こる病気だと思いこんでいたのです。祖父母は戦後の食糧難時代に亡くなったので発症しなかったのでしょうが、どうも母方の血筋に2型糖尿病の素質が脈々と受けつがれているようです。

　しかし、ですね。日本人の3人に1人が糖尿病もしくは予備軍だということは、日本人の3分の1か半数が糖尿病の因子を持っているということではないですか。飽食の時代に、これはゆゆしき事態です。メタボのおじさんや下腹ぽっこりのおばさんの検診以前に、子供たちや若者を糖尿病の発症から守るために、「子供ジュース禁止条例」とか、「未成年夜間飲食禁止法」など思い切った対策が必要なのではありませんか。

（波多江伸子）

Ⅰ．糖尿病とはどんな病気？

犬にも効くインスリン治療

　糖尿病は人だけでなく、犬や猫にも、もっといえば魚にもみられる病気です。脊椎動物ならば"細胞が血液中のブドウ糖を取り込んでエネルギーとして利用するのを、膵臓で作られるインスリンが助ける"という仕組みは同じだからです。このインスリンの作用が何らかの原因で不十分だと、ブドウ糖を利用できなくなり、ブドウ糖は血液中に漂ってしまいます。結果、血液中のブドウ糖の濃度である"血糖値"が高くなります。この高血糖の状態が続くのが糖尿病です。

　20年ぐらい前だったでしょうか獣医師の友人から「人の糖尿病に対して行われているインスリン治療（注射）は、犬の糖尿病治療にも効果があるだろうか」と相談を受けたことがあります。

　友人によるとその犬の血糖値は500mg/dl。血糖値の正常値（食事2時間後で140mg/dl未満）は人も犬も同じですから、かなりの高血糖です。その犬は室内でも飼える中型犬で、それまでは決められた場所でちゃんとおしっこをしていたのに、やたら水をほしがるようになり、おしっこもあちこちでするようになったとのこと。糖尿病の典型的な症状をみせてくれているようでした。

　糖尿病は人類が古い昔からその存在を知っていた"病気"の一つです。英語で"Diabetes mellitus"、韓国語で"ダンニャオビン"、中国語で"タンニャオピン"（口に出していただければ"とうにょうびょう"と似ていることがわかると思います）です。意味は東西を問わず"甘いおしっこがいっぱい出る病気"です。糖尿病の患者さんの存在は特有のにおいや、マンホールの周りに白いお砂糖の結晶を作り、ありが群がるのを見つけた"くみとりやさん"（今の子供たちは水洗便所の時代だからわからないでしょうね）が「あんたんとこには糖尿がおるよ」と患者さんを発見していました。

　インスリンは1921年にカナダのトロントでバンティングとベストによって発見されました。膵臓を全摘したビーグル犬マージョリーに、切除した膵臓からの抽出物を注射すると血糖値が2時間で50％下がることが確認され、抽出液の注射を受けマージョリーはその後90日間生存しました。そして抽出液は1型糖尿病患者トンプソン青年に試験的に使われ、みごとに血糖が下がることが確認されました。この若きカナダの青年たちにより発見されたインスリンは次の年から広く使用され、1型糖尿病患者治療の福音となりました。

　さて話を犬の糖尿病に戻します。私は単純に"人へのインスリン治療は、犬を使った研究を土台に始まったのだから犬にも効くだろう"と考えました。人の糖尿病のインスリン導入の場合、体重あたり1-0.8単位のインスリンを使います。「とりあえず長く効くインスリンを1日1回4-6単位、シリンジでおなかに皮下注で打ってくれるかな」と返事しました。すると、犬の体調は、インスリンを注射したその日のうちによくなり血糖値は200mg/dl台に下がったそうです。友人は「名医と言われた」と胸を張っていました。

　今、空前のペットブーム。ペットを室内で飼うことも多くなり、運動不足、肥満で糖尿病を患う犬や、猫が増えてくるのではないでしょうか。心配です。

　この話はわりと好きですので糖尿病教室で時々話をしますが、話が終わったときある患者さんに「私のわんちゃんはインスリンの頻回投与をしています」と言われてあわてたのを覚えています。

（三村和郎）

Ⅰ. 糖尿病とはどんな病気？

犬にも効くインスリン治療

　わが家の飼い犬メグは11歳のイングリッシュ・スプリンガー・スパニエル。中型犬の寿命は14歳くらいなので、もう立派な高齢犬です。最近、急に老化しました。あんなに好きだった散歩も途中で帰りたがるそぶりを見せます。黒かった耳の毛に白いものが混じり、居眠りしています。ときどき悲しげな声を上げて腰の痛みを訴え、さすってほしいと手招きして私を呼びます。子犬の時も無邪気で愛くるしかったけれど、老いた飼い犬は長く生活を共にした分、しみじみと愛おしいものです。これが老夫や老妻になると、老犬に対するほどしみじみした気持になれないのが不思議ですね。連れ合いが「腰が痛いなぁ」と言っても「シップ薬貼ったら？」と素っ気なかったりして。

　ペットががんや糖尿病になると、もの言わないだけにほんとに心配します。先日、乳がん患者会の代表をしている友人の飼い犬が、乳がんの手術をしました。10年前の飼い主の乳がん手術のときよりも、獣医さんの説明はずっと丁寧だったそうです。「特別会員」として犬も乳がん患者会に入会し、会員仲間からサプリメントなどプレゼントされているのだとか。うちのメグもときどき人間並みの項目で血液検査をします。犬の血液検査の基準値は人間とほぼ同じです。腰が悪い以外は、肝機能や腎機能、血糖値やコレステロール値などもすべて正常で、私の赤点だらけの検査結果と取り換えたいくらいです。

　動物病院の待合室でときどき会う糖尿病のワンちゃん。毎日インスリン注射を打ってやり、散歩もして餌にも気をつけていたのに、合併症で失明したのだそうです。飼い主に抱かれて、おびえた様子であらぬ方を見ています。すっかり弱ってしまったので点滴に通っているとのこと。糖尿病患者としては、自分の将来を見るようでなんとも複雑な気持です。　　　（波多江伸子）

解説
脊椎動物とは　背骨を持つ動物の総称です。脊椎動物の体の構造はほぼ同じで、魚だって糖尿病があります。
　　　　　　　　　　　　　　　　　　　　　　　　　　　　　　　　　　　（三村和郎）

I．糖尿病とはどんな病気？

インスリン発見のエピソード　ノーベル賞授与のトラブル

　物事が動くのには"タイミング"というのがあるようです。1921年若干29歳のフレデリック・バンティングと19歳のチャールズ・ベストはカナダのトロント大学の生理学教室でほんの2ヵ月の実験でインスリン（彼らはアイレチンと呼んでいました）を発見したのです。古代の人は"糖尿病という病気は甘いおしっこがたくさん出て腎臓がとけてしまう病気だ"と信じていましたが、近代医学の時代では病理解剖や顕微鏡が発明されて、どうも腎臓ではなくおなかの膵臓という臓器の病気が原因で起きてくるのではないかと疑われ始めた時期です。事実、膵臓を摘出した犬に糖尿病に特有の"口が渇く"、"水をしきりにほしがる"、"多尿"、"始終ぐったりしている"という症状が出ました。しかも当時、尿糖、血糖が測れるようになっていました。そして膵臓を摘出した犬は尿糖も、血糖も非常に高い値を示していました。

　この時期は糖尿病を研究する科学者たちの興味が腎臓から、膵臓に移り始めた時期だったのです。しかもキーワードは高血糖です。バンティングは出身大学のトロント大学の生理学教室に糖尿病の犬の実験を申し出ました。代謝内分泌領域では高名なマクロード教授に夏休みの間だけ糖尿病の実験をさせてほしい旨申し出ていますが、最初は軽くあしらわれています（この時期から、バンティングとマクロードは仲が悪かったといわれていて、果てはノーベル賞授与のトラブルにつながります）実験の基礎も知らない若干29歳の若者に実験を任そうと考えなかったマクロードの考えも無理もないと私も思いますが…。

　最終的には自分たちが夏休みの時期（事実マクロードは故郷のエジンバラに帰っていました）研究室の1室と犬を10頭、夏休みに限定して使用を許可します。

　"糖尿病は膵臓の出す血糖値を下げる何かの物質が足りなくなって起きて、その物質を補ってあげれば糖尿病は良くなるのだ"と考えたバンティングは摘出した膵臓の抽出物をいろいろの抽出条件で変え摘出した犬に打ちました。多くの犬は失敗でしたが唯一マージョリーの血糖が下がりこのビーグル犬は90日間生き長らえました。バンティングとベストはこの抽出物に"アイレチン"と名前を付けマクロードに報告しました。マクロードはにわかには信じませんでしたが、抽出方法を改良しわずか20週間後の1922年1月に糖尿病末期状態であった当時13歳のレナド・トンプソン少年に抽出液を打ちます。レナドは死を免れることができました。やがてこの"ミラクル"を求めて各地から多くの患者さんが訪れることになります。また、直接インスリンの発見に関与したわけではないマクロードは多くの論文や講演をしてインスリンの発見を発表します。当事者であるバンティングとベストは面白くありません。

　1923年10月25日ノーベル医学生理学賞がバンティングとマクロードに与えられます。直接の発見者のバンティングとベストではありませんでした。受賞直後、バンティングは本来受賞するのはバンティングとベストであると宣言し、賞金の4万ドルの半分をベストに譲ります。またこの宣言を聞いたマクロードはインスリン精製に貢献したコリップに同様に自分の賞金の半分を渡します。ノーベル財団の説明はインスリンの発見に貢献した代表としてバンティングに、さらにインスリンの精製に貢献したトロント大学の生理学講座の功績に対して贈ったのでマクロードが選出されたとされました。ただこういったいきさつがあるため2人はノーベル賞授与式には出席しませんでした。素晴らしいことはインスリンの精製方法の特許はバンティン

グとベストからほとんど無償でトロント大学に贈られました。このため私利私欲が働かず製品化もアメリカのイーライ・リリー社が引き受け1923年には商品化されました。

　1941年2月21日バンティング少佐を乗せた双発の爆撃機はニューファンドランドの森林に墜落し、バンティングは49歳の生涯を終えました。急増する糖尿病に注意を向けてもらう目的でWHOは1991年バンティングの生誕日の11月14日を世界糖尿病デイとし、世界各地で建物をブルーにライトアップしたり、ブルーサークルを囲む糖尿病の啓蒙の行事が行われています。

（三村和郎）

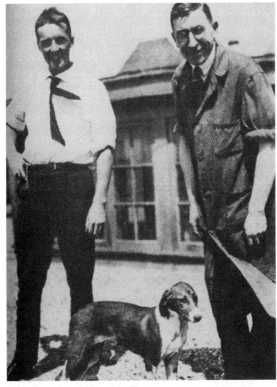

1921年カナダの若い外科医バンティングと、医学生ベストにより、インスリンは発見されました。

写真1　インスリンの発見

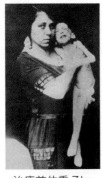

治療前体重7kg　　治療2ヵ月後体重13kg
写真2　インスリン治療

Ⅰ. 糖尿病とはどんな病気？

HbA1c（ヘモグロビンA1cの話）

　血糖の状態を教えてくれるものは血糖値とHbA1cです。血糖値は糖尿病患者さんの場合、食事前後で大きく変化するので糖尿病コントロール状態を知るには2ヵ月の平均の血糖値を表すHbA1cのほうが安定しているでしょう。私は「HbA1c値をあなたの体温と思ってください」と説明します。私達の正常体温は36℃前後、HbA1cの正常値は4.6〜5.6%です。とりあえずシンプルにこれで覚えてください。

　現在の合併症が進行しないHbA1cは若い方で6.5%以下（体温で36.5℃以下）、還暦を過ぎたら、寿命との競争ですので7%以下（体温で37℃%以下）のコントロールを意識してもらいます。8%を超えたら38℃の熱発です。明日の仕事を考えたら薬をもらっとこうかなです。10%を超えていたら40℃の熱発です。点滴の1本でもお願いしようかな。インフルエンザと糖尿病のHbA1c値の違いはインフルエンザは前の日まで体温は正常で次の日に40℃の熱で落差が大きいのでわかりますが、HbA1cは穏やかに変化するので検査をしてみないと変化がわからないことがあります。

　しかも、HbA1cには緩やかな弓なりの年内変動があります。日が長くなる夏場は活動量が増えて下がってきます。日が短い冬場は反対にゆっくり上がってきます。そのリズムが壊れた時は生活習慣の変化があるときですので注意します。その原因は、面白いですよ。2世帯住宅になって、お嫁さんがご飯を作るようになったとか（食事の内容はフライやら若いお孫さん中心に変わります）、虫歯の治療を始めたとか、入れ歯の治療を始められると悪くなります（痛くて噛めないのでするするの麺類が多くなったとか）。体調が悪い時はHbA1cも時には上がったり、時には下がったり。仕事のストレスも、人間関係も、冠婚葬祭も微妙に影響します。

（三村和郎）

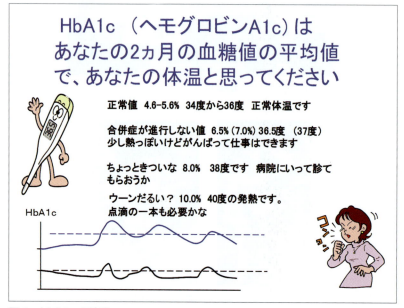

図1　HbA1cの意味

Ⅰ. 糖尿病とはどんな病気？

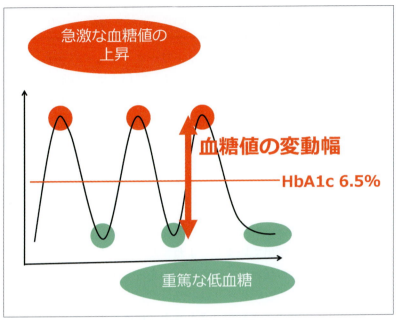

図2　こんなジェットコースターもいけないのです

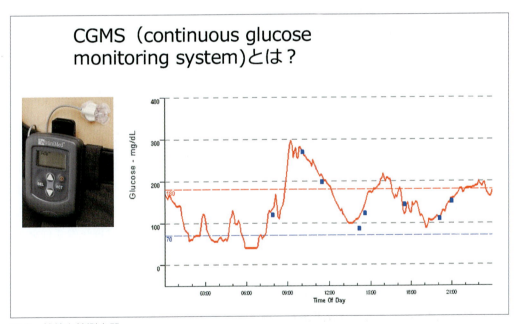

図3　持続血糖測定器
あの痛い血糖測定を1〜数日、しかも数分ごとに測定してくれる優れものです。

II. 食事の話

糖尿病患者は食いしんぼ？

　私が代表を務めている福岡のがん患者団体ネットワーク「がん・バッテン・元気隊」では、毎年、博多どんたく港祭りでがん患者のパレードをやっています。毎年200人もの参加者があります。がん患者仲間でもある三村医師をパレードに誘っていたのですが、当日、本人は現れず、こんな電話がかかってきました。「実は、海で食あたりして、口の周りがしびれてゲーゲー吐いています。今日はダメかも」「いったい何を食べたんですか？」「釣りの餌です」。毒魚かクラゲがつついた餌のサイマキ海老を食べたのでアレルギー反応を引き起こしたのでしょうという話。わかっているのなら止めときゃいいのに。良い子の皆さんは、釣りの餌やペット用の缶詰は食べてはいけませんよ。

　さて、三村医師ほど何でも食べるわけではありませんが、私も好き嫌いはありません。その昔、学校給食に毎回、脱脂粉乳が出ていましたよね。友達はみんな嫌っていましたが、あれ、けっこう好きでした。白玉団子の代わりにマカロニの入った蜜豆や、ふやけた干しうどんの給食も悪くなかった。鯨肉のカツのおいしさといったら、今でも夢に見るほどです。昭和30年代の、日本中が貧しかった時代のノスタルジックな味を、最近、よく思い出します。

　糖尿病患者はたいてい食いしんぼです。大食いで、とにかく食べるのが早い。入院中にデイルームで食事をしていると糖尿病患者が一番先に食べ終わって、空っぽの皿を未練がましく覗いています。「ゆっくり噛んで、腹八分目に」が理想的な食べ方なのでしょうが、私も早食いで、お腹いっぱいになるまで食べなければ満足しません。困ったことです。　　　　（波多江伸子）

解説

食後高血糖の意味　同じぐらいのHbA1c値でも合併症の出現に差がある理由

　HbA1cは1ないし2ヵ月の平均の血糖値を意味します。波多江さんがいみじくもいわれているようにジェットコースタのように高血糖と低血糖を繰り返しても平均値（HbA1c）では一緒のことがあるのです。そして食後の高血糖は合併症をより進め、低血糖を繰り返すと認知症も進めるともいわれています。でもやはりヘモグロビンA1cが高いほうが合併症の進行が速いのは当然のことです。

糖尿病患者さんは食いしん坊で大食いでしょうか

　確かに肥満が2型糖尿病の発症を促すのは事実ですが、糖尿病は太った人だけが発症する病気でしょうか。波多江さんもスリムですし、糖尿病患者さんの体型は肥満ばかりではなくやせ型の人もいることのご存知ですよね。事実白人と比較してやせ型の糖尿病の方の比率は東洋人のほうが多いです。理由はインスリンの分泌量が東洋人は低いからといわれています。

野菜や海草を先に食べよう

　先日、知り合いの開業医の先生からあるテレビ番組の内容について問い合わせがありました。その番組は"カレーライスとサラダのメニューで、サラダを先に食べたほうが、カレーライスを先に食べるよりも、血糖値の上昇をゆるやかにする。それはサラダが先のほうが、腸でのごはん（糖分になる）の吸収をゆっくりになるからです"という内容を紹介していたそうです。知り合いの先生の問い合わせは「放送内容は本当かと数人の患者さんから質問された。糖尿病専門医のご意見を伺いたい」というものでした。

　私は「その内容ならば、本当です。フランス料理のように前菜から食べるのがよいのです」と返事しました。同じメニューを食べるにしても、野菜や海藻類といった食物繊維を多く含むものを先に食べたほうが血糖値の急な上昇を防ぐことになるのです。このことは、糖尿病の患者さんは知っておいたらいいです。それは糖尿病で恐ろしい合併症は、血糖値の急な上昇によって発症が早められるからです。フランス料理のように、前菜から食べるだけで血糖値は抑えられますので、患者さんには「同じものを食べるのだって順番を考えたら血糖値は下がりますよ」と説明しています。野菜を先に食べると胃がふくらみますので、過剰な炭水化物をどっと摂るのを防ぐという要因も大きいです。たいていの肥満者は早食いです。せっかく胃が「満腹だからもう食べるのはよそう」というシグナルを出しているのにも関わらず次の食べ物が入ってきますので食べ過ぎるのです。脳の視床下部というところにある満腹中枢は、血糖の上昇や胃がふくらむこと、十二指腸から出るホルモンの刺激を受け満腹だと感じます。野菜を先に食べると野菜のかさで胃の出口がふくらみますので、あまり食べなくても満腹と感じることができるわけです。

　糖尿病の患者さんがカロリーを余計にとると血糖値のコントロールが難しくなり、合併症の発症をやはり早めることになります。健康な人にとっても肥満は問題で、糖尿病を招く要因の一つです。噛むこと自体も肥満防止につながります。噛むことを重ねると満腹中枢が刺激され、満腹を感じるのです。子供の頃、ご飯はしっかり噛みなさいと母親から言われたのは案外こんなことを教えてくれていたのかもしれません。また、糖尿病の方は血糖値が高いので、糖尿病の薬で強引に血糖値を下げると常時空腹感を感じてしまうようなことも起き、かえって肥満を助長することもあります。

　正常な人のヘモグロビンA1cがそんなに下がるかは眉唾物ですが、糖尿病の方の血糖値は下がると思います。

（三村和郎）

お菓子がやめられない！

　糖尿病患者にお菓子は禁物なのですが、私は甘いものが3度のご飯よりも好きです。「お菓子依存症」なのかもしれません。これまで何度も「禁アン」や「禁ケーキ」を試みたのですがことごとく失敗。禁煙中の人が煙草の自販機に吸い寄せられるように、仕事帰りにデパ地下にふらふらと入り込み、好物のソフトクリームを買ってしまいます。甘い物を食べている間は至福の境地ですが、食べ終わったとたんに激しく後悔します。

　「お菓子依存症」になったのは、インスリン注射を始めてからのような気がします。インスリン治療には低血糖がつきものです。低血糖になると頭痛や冷や汗、手の震え、吐き気など不快な症状が起こるので早めにブドウ糖を飲んで手当をします。でもブドウ糖は甘いだけで味がないので、クッキーやチョコレートを食べていました。低血糖対策という大義名分がエスカレートして必要以上にお菓子を摂取するようになったみたいです。カロリーオフの人工甘味料使用のお菓子を食べればよいのですが、本物の砂糖に比べるとなんだか物足りないのです。黒蜜ときな粉をかけたわらび餅、ブルーベリーをぎっしり敷き詰めたカスタードタルト、粒アンたっぷりのおはぎも秋のおやつにいいですよね・・なんてことばかり考えていたら糖尿病は悪化する一方です。

　一念発起し、かかりつけクリニックの管理栄養士さんに励まされながら「脱甘味」宣言をしたのですが、1週間ともちませんでした。昼間は抑えられるのですが、ある朝、目が覚めるとベッドの上にクッキーのかけらが落ちていました。「あれ？なんだろう」と屑かごを覗きこんでギョッとしました。クッキーの袋が何枚も捨ててあるのです。そういえば、昨夜、お菓子を食べている夢を見ていたような・・。いやいやあれは夢ではなく現実だったのか。無意識のうちにお菓子を何個もかじっているなんて、これは恐ろしいことです。管理栄養士さんに話すと、「無理な節制はしないでくださいね。ゆっくりどうぞ」と痛ましそうに慰められました。

（波多江伸子）

和食中心で品数多くして

　糖尿病治療の基本は食事療法です。ポイントは①自分にとって1日に必要なカロリーを知りそれ以上とりすぎない、②栄養バランスが取れた食事をすることです。食事療法で役立つとされるのが、日本糖尿病学会の「糖尿病食事療法のための食品交換表」で、各食品の80kcalに相当する重量（グラム数）を示しています。例えば、ごはんは50g、ジャガイモ110g、豚ばら肉20gといった具合です。80kcalが基本なのは、食品の常用量が80kcal前後のことが多く、覚えやすいからとされています。そして③お料理が好きなこと、できれば男性だって食事を作れることです。

　私が医師として駆け出しのころ、先輩の糖尿病専門医が肉じゃがを使って、患者さんに食事療法を説明する場面に同席したことがあります。栄養士さんが調理をする前の食材を持ってきました。先輩はまず肉じゃがをジャガイモ、豚肉、タマネギ、ニンジンと小皿に分けて重さを計量しました。

　そして先輩が「食材は調理をする前後でこれくらいの重量の差が違います」とおもむろにご自分の調理後の肉じゃがを小皿に分けていきます。「ジャガイモが2個でーー、豚肉がこれくらいで、玉ねぎはこれとこれとーー、ニンジンが入っていますねーーこれらを小皿で計測していきこれくらい重量が違うんですよ」と。調理後の食品の計量値をそのまま食品交換表に当てはめることはできません。同表に示された各食品の80kcalに相当するグラム数は、大半が"生"だからです。先輩は計測値から"生"のグラム数を推測し、そのうえでカロリーをはじき出していました。さらに調味料や油のカロリーも計算していました。

　正直、私は"これは大変"と思いました。私のように料理をしない者にとっては"生"のグラム数の推測や、調味料として砂糖がどれくらい使われているかなどは見当がつかないと思ったからです。食品交換表は優れた道具ですが、カロリー計算が難しい患者さんも多いです。私はそんな人たちには"和食中心で品数を多くして"と助言しています。

II. 食事の話

　さて、タニタの社員食堂と、そのヘルシーレシピがちょっとしたうわさを呼び、メデイアに取り上げられる機会が増えてきています。先日タニタの管理栄養士さんの講演があり、福岡にタニタ食堂福岡支店ができましたので、減量に苦しんでいるあなたにこっそりその秘密をお教えします。タニタのランチは主食のごはんと1汁3菜の5品目がそろってボリューム、栄養ともに十分なのにカロリーはかなり控えめの1食平均500 kcal というのが特徴です。

●塩分の総量は約3gです。多少物足りないと感じる人もいるのではないでしょうか。
●タニタの社員食堂では自分でごはんを計って食べるようになっているそうです。
　　お茶碗に軽く1杯100gで約160 kcal
　　普通に盛ると150gで約240 kcal
　　大盛り200gで約320 kcal と明示されています。
　　みんなの前で大盛りにつぐのは勇気がいるでしょう。
●ゆっくり、しっかり噛むことを推奨され、前触れなく白米から胚芽米や玄米に種類を変えるそうです。これならゆっくり、しっかりかまないと食べられません。また、野菜は大盛りで細かく刻まないので、ボリボリ食べないと食べられません。

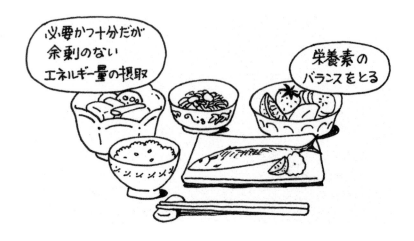

●食材の工夫は油を減らすことでカロリーを減らして、塩分を控えた分だけ香りのいい野菜、スパイスで補います。
●タニタの食堂のテーブルには塩、こしょう、しょうゆの類は中央のカウンターにのみしか置いてないそうです。しかもしょうゆはもともと少量しかはいってないそうです。ドレッシングも当然中央のカウンターにあるだけです。
　でも満腹になりたい社員は敬遠するかも！！ただこれを継続できた社員は減量に成功するでしょう。

　食欲、睡眠欲、性欲、金銭欲———。人間の欲望はさまざまですが、人間の根源的欲望は食欲ですよね。その根源的欲望を抑えないといけない糖尿病はなんてストレスを強いる病気でしょう。波多江さん、間食ですが、1日の摂取カロリーが適切であればOKです。夜中にクッキーをおいしくいただいたのなら、その分、栄養バランスを気をつけながら、ほかでカロリーを減らせばいいのです。日本人は草食人種です。炭水化物は大好きで、油いっぱいのお肉類はだんだん食べなくなります。でも、炭水化物はお砂糖とは違います。

（三村和郎）

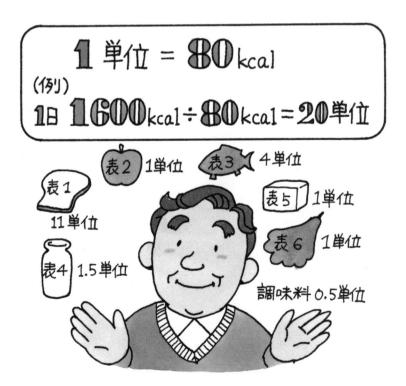

糖質制限食は効きますか？

　最近、糖尿病患者の間で"主食を抜く食事療法"というのが流行っています。ご飯やパンさえ食べなければ、アルコールも肉もOK、面倒なカロリー計算や食品交換表も必要ないということで、中年男性患者にとりわけ人気があるようです。私の患者仲間のノンベエのおじさん、すっかりこの食事療法の信奉者になって私にも勧めるんです。「波多江さんもやってみな。医者は、酒はやめろ、肉は食うなとやかましく言うけどさ、焼酎飲んで焼き鳥食べて、これで血糖値がグングン下がるんだから、うれしい話さね。締めの焼きおにぎりさえやめればいいんだから。」「晩はそれでいいとして昼ごはんは？」と聞くと「定食を頼んで、ご飯は全部残すのさ。」
　要するに、食物の中ですぐ血糖を上げるのは糖質だけなので、ご飯やパンや麺類など体内で糖質に変わる炭水化物や、もろ糖質の果物やお菓子などバッサリ絶てば食後の血糖値は上がらないという理屈。よって、糖質を含まない蒸留酒やステーキやてんぷらはたっぷりとっていいのだそうです。単純明快でわかりやすい方法ではありますね。ただ、日本人は、1日のエネルギーの60％くらいを糖質から得ています。昼はラーメンライス、夜はカレーなんていう食生活から主食を抜けば飢え死にしかねません。それに、おかずばっかり食べると経済的に破たんしそう。
　"糖質制限食"とも呼ばれているこの食事療法、日本糖尿病学会でも推奨されているのでしょうか。確かに血糖を下げる効果は抜群で、酒好きのオジサンたち血糖値はどんどん下がり、ヘモグロビンA1cの値も私より良くなっています。病院で管理栄養士さんからこの方法を勧められたことはないのですが、効くならやってみたい気がします。どう思われます？

（波多江伸子）

糖質制限食は勧めません

　たしかに"糖質制限食"は血糖値を下げる効果がありますが、私はお勧めできません。信奉者というノンベエのおじさんには「ずっとやれるものならやってみて！」と言いたくなります。
　なるほど炭水化物、タンパク質、脂質の三大栄養素のうち炭水化物は消化されると、すべてが血糖値を上げるブドウ糖に変わります。それに比べ、タンパク質は半分しかブドウ糖にならず、脂質にいたっては約10％しかブドウ糖に変わらないとされています。したがって食物の中で最も急激な血糖値の上昇をきたすのが炭水化物で、それを控えることは結果的に血糖値を下げることになるわけです。
　"カーボカウント（炭水化物を計算する）"という考えがあり、確かに日本糖尿病学会も食事にそれを取り入れるように勧めてはいます。それでも"糖質制限食"は極端すぎます。食事で大切な"栄養バランスよく食べる"という視点が欠落しています。
　栄養バランスよく食べるために同学会の「糖尿病食事療法のための食品交換表」によると、米、パンなどの炭水化物を多く含む食品は"表1"、糖分が多い果物類は"表2"です。食事制限食は"表1"と"表2"の食べ物を極端に制限しますので米など穀類に多く含まれる食物繊維や果物に豊富なミネラルなどが不足し、たちまち、便秘になり、肌があれます。
　さらに炭水化物が食べられないと、おなかがなかなか満たされません。結果、"表3"の肉や魚介類をたくさん食べ、脂質や味付けの塩を多く摂取し、高血圧や動脈硬化が進む可能性があります。糖尿病と別の疾患を心配しなければならなくなるわけです。
　さあ、どうです。ノンベエおじさん、それでも糖質制限食を続けますか？野菜をたくさん食べるから大丈夫だって。本当？焼酎と焼き鳥でご満悦の人が野菜ももりもりと食べますかね？
　波多江さん、そしてノンベエのおじさん、やはりここは冷静になって、栄養バランスがよい食事をするようにしましょうよ。過ぎたるはなお及ばざるがごとしです。
　　　　　　　　　　　　　　　　　　　　　　　　　　　　　　　　　　　　（三村和郎）

Ⅱ．食事の話

さらに糖質制限食、とにかく下げたいHbA1c

　眼科で合併症の検査をしたら、網膜に小さな点状出血が見つかり、「とにかくHbA1cを6％台に」と眼科の医師から厳重に注意を受けました。今なら、元に戻る可能性があるのだそうです。「う、6％台ですか‥」と、私は絶句してしまいました。

　私にとっては、ハードルの高い夢のような数値です。

　HbA1cは、過去1～2ヵ月の血糖の平均値で、正常値が4.6～5.6％。私のHbA1cが7％以下だったのはいつの昔のことだったでしょうか。ここ5年くらい続いている8％ラインを、そこまで下げるのはとうてい無理だと思いました。インスリン注射の量を増やすと、低血糖発作で脂汗がにじみ、頭痛や肩こりに加えて注意散漫になってしまいます。新薬のインクレチンも注射と併用していますがあまり効かないのです。

　高血糖状態が続くので、すい臓が疲弊し、インスリン分泌能力が落ちてさらに高血糖を招くという、いわゆる「糖毒」の悪循環にはまっているみたいです。しかし、この状態を一度リセットしなければ膠着状態が続くだけです。もう、薬をこれ以上増やしても仕方がない。食事とか睡眠とか運動とか、根本的な生活習慣を変えるしかない。‥しばらく、かなり真剣に考えました。

　そして、思いついたのが「糖質制限食」。ご存知の方も多いと思いますが、主食（糖質）を抜くというこの食事療法、最近、すごく流行っていますよね。ダイエットにも抜群の効果があるとかで、書店に行くと、この種の本が次々に出版されて目立つところに平積みになっています。「糖質制限食で血糖値がみるみる下がる」、「主食を抜くと糖尿病がどんどん良くなる」。

　ああ、血糖値をみるみる下げたい！　みるみるでなくてもいい。じわじわでもいい。とにかく下げたい！

　私は、糖質制限食に関する本やネット情報を収集し、取りあえず、血糖値を下げることにしました。糖尿病性網膜症は、急激に血糖を下げると、かえって悪化することもあると聞きます。で、眼科医に「急に下げるとまずいですか？」と尋ねると、「あなたの場合は大丈夫ですよ」という返事でしたので、糖尿病の主治医には黙って、糖質制限食を始めることにしました。

　なぜこっそり始めるのかというと、反対されそうだからです。ほとんどの糖尿病専門医は、患者が「糖質制限食」を始めることに反対します。

　なぜかというと、日本糖尿病学会が反対の立場だからです。糖尿病学会が何といおうと、とにかく、私は、ここ数年来、8％台で膠着状態に陥ったHbA1cを、せめて7.5％まで下げたいのです。

■糖質制限食を始めたら、3ヵ月で効果が出た

　「思い立ったが吉日」と、即実行した糖質制限食。やり方は簡単で、食後血糖値を急激に上げる炭水化物や糖類を食べないだけのことです。具体的には、毎日の食事の中から、ご飯やパンなどの主食を抜いて、おかずだけ食べるわけです。うどんやパスタなどの麺類も食べません。餃子や豚まんなど粉物も避けます。もちろん、糖質の塊であるお菓子は絶対食べません。

　私の好物は麺類とお菓子です。とくに、子供の頃からうどんに目がなく、親にねだって近所のうどん屋さんで、当時、30円か50円だった「素うどん」をお昼に食べさせてもらっていま

した。ダシがよく利いていて、向こうが透けて見えるくらい薄く切ったかまぼこ2切れ、たっぷりのネギ、うどん屋のおばちゃんの機嫌がよければ、天かすも乗せてもらえます。

　大人になってからは、そばも好きになりました。東京で初めて「鴨せいろ」を食べた時は感動しました。冷たいそばを、濃厚な熱いだし汁につけて食べるなんて、思いもよらない斬新な発想です。「こんなに美味しいものが世の中にあるなんて」と感動しながらチュルチュルすすった、あの好物の麺をすっかりやめるのが糖質制限食の最大の苦しみでした。

　が、食事療法としては、これまでのカロリー制限食に比べれば、至ってシンプルなので実行しやすいのです。食品交換表のような煩雑な単位換算の手続きは要りません。

　和定食の場合は、ご飯を残し、おかずの肉じゃがは半分だけにしておき、洋食のコースはパンと食後のデザートを残します。血糖値を上げる糖質の食品を極力減らすだけなので、この食事療法、確かに簡単です。が、主食を抜くと食べるものがなくて困りました。特に外食の場合、麺類や丼もの、お寿司といったメニューは、8割方が麺やご飯です。握り寿司から魚をはがしてお皿に並べても、刺身盛り合わせです。牛丼からごはんを抜くと、ほんの一皿分の牛肉と玉ねぎの煮物です。家なら、主食替わりにおからのサラダ、海草やこんにゃく・野菜や豆腐や鳥の胸肉などボリュームたっぷりで糖質の少ない食材を使うこともできるので、外食は避けて、できるだけ家ごはんの生活をすること、ひと月半。

　結果やいかに？と期待しながら受診したのですが、前回8.6％だったHbA1cは、心持下がって8.2％でした。まだまだ、ヘモグロビン値に反映するところまではいきませんでした。

　ところが、めげずに続けると、3か月目にぐっと下がって7.6％。

　「おおっ、憧れの7％台に突入！」

　とても、うれしかったです。同時に体重がグングン減ってきます。

　4か月目には、53kgあった体重が48kgに。すーっと5kgも減りました。

　炭水化物の摂取量はとても少ないのですが、タンパク質はたっぷり食べていますから、そんなにゲッソリした感じでもありません。HbA1cは7.2％に下がりました。主治医と相談して基礎インスリン（ランタス）を減らしました。翌月は、なんと6.9％になり、憧れの6％台に手が届きました。ちょっと高かった中性脂肪も、4ヵ月で180から64に。善玉コレステロールも90、肝臓・腎臓（クレアチニン）・すい臓（アミラーゼ）も全部、基準値の真ん中よりちょっと低めで、驚きの効果です。糖質制限食は、確かに血糖値をグングン下げます。体重も減らします。血液状態もよくなります。

　なのに、なぜ、この食事療法が日本の糖尿病治療の標準にならないのでしょうか。

　患者としては謎です。

（波多江伸子）

糖質制限のリバウンド

　糖質制限食はリバウンドしやすいといわれます。確かにそうですね。私も半年後に落伍しましたもの。

　半年間頑張ってHbA1cが6.9％になったところで、安心して気を抜きました。"良く頑張った"と、ごほうびにお菓子を食べたのがまずかった。自分へのごほうびは、きれいなハンカチくらいにしておけばよかったのです。私は自分がお菓子依存症だったことを忘れていました。フワフワの生クリームをたっぷり巻き込んだロールケーキを一口食べた時、"これはいかん"と思いました。あまりにもおいしすぎたからです。生クリームは、レモンのほのかなる香りがして乳脂肪たっぷりで、魂が震えるほどおいしかったのです。また、お菓子にはまる…と恐ろしくなりました。

　そして、数日後、今度はおはぎを食べました。柔らかく煮えた小豆をつぶした歯ざわりがなんともいえません。中身のもっちりとしたもち米も小豆のおいしさと絶妙のハーモニー。それから、しばらく、半年間の努力も水の泡になるようなお菓子の食べ方をしてしまいました。で、2ヵ月後、HbA1cが早くも7.3％に上昇。体重も2kg増えました。

　大体、日本の食事の中心は糖質です。ご飯もパンも麺類も、お好み焼きも餃子も、おいしくてお腹いっぱいになるものは炭水化物です。小さいころから慣れ親しんだ穀類中心の食生活から完全に糖質を抜くというのはやはり難しいですね。おかずだけだと、どうしても、満足感を得られないので、ごはん代わりに豆腐や鶏肉を食べすぎてタンパク質過剰になります。おからを主食にするのも限度がありますし、それに食費が半端でなく高くつきます。パンやうどんなら（自炊の場合）1日300円もあればお腹いっぱいです。お腹が膨れるわりには安価です。それに比べて、肉や魚ならば最低でも1パック500円はかかります。野菜もスーパーなどではキャベツ1玉300円なんて日もあります。

　50年近く、病院の管理栄養士として第1線で仕事をしてきた友達が、この度めでたく定年退職しました。

　「まあ、この50年間、いろいろな説が出たり消えたりしてきたよね。ご飯がいいとか、パンがいいとか、菜食がいいとか、1日1食がいいとか、断食が良いとか。結局一番いいのは1日に3度、バランス良く腹八分目に食べるってことなのよね。極端なものは長続きしないから。適当が一番ってことかな」としみじみ言っていました。次々出てくる新しい食事療法に惑わされず、よく噛んで腹八分、おかずもご飯も食べるのが長続きする秘訣なのでしょうか。

（波多江伸子）

なんとなくすっきりしない糖質制限食論争

　2013年5月、熊本で行われた第56回日本糖尿病学会で、糖質制限食に関する発表"糖質制限食指導でHbA1cが顕著な改善、カロリー制限食遵守が困難な患者に有効である"という発表がありました。K大学に通院中で、カロリー制限ができなかった2型糖尿病患者に糖質制限食の指導を行ったら、6ヵ月後にはHbA1cや体重、中性脂肪、HDLコレステロールなどが著明に改善したという内容です。

■日本糖尿病学会の提言で波紋

　糖尿病患者に対する糖質制限をめぐっては、これまでも賛否両論で、医師の間でも意見が分かれていました。糖質制限食はどちらかというと専門医は勧めず、非糖尿病専門医は勧めるという奇妙な評価のかい離がありました。しかし2013年3月、日本糖尿病学会が極端な糖質制限は勧められないとする提言を示したことから、反対に糖尿病患者の食事療法にとどまらず、一般のダイエット法としての是非を問う意味でも再び注目が集まっているようです。しかし書店に行くとこの手のダイエット食、糖質制限食についての本が山のように並んでいます。

　さて、糖尿病学会の提言をよくよく読むと、学会は糖質制限を真っ向から否定しているわけではないようです。つまり国内外の論文を検証したが、今の段階では勧められないと結論しています。

　糖尿病の食事療法は、適正な総エネルギー摂取量を守り、主食、主菜、副菜をバランスよく摂ることが基本とされていますが、減量が必要、血糖値を下げる必要のある糖尿病患者には、ある程度の糖質制限は必要といった見方もあると思います。K大のデータは、指導後6ヵ月の効果ですが、海外でも、糖質制限による短期的な減量効果を示す研究結果はあります。糖質制限は、カロリー制限食に比べるとシンプルで、糖質だけ制限すればよいため、実行しやすくもあります。

■要するに糖尿病学会の糖質制限食を勧められない理由は長期的な効果や安全性示すエビデンス（客観的事実）が不足しているということ

　提言には、"炭水化物のみを極端に制限して減量を図ることは、その本来の効果のみならず、長期的な食事療法としての遵守性や安全性など重要な点についてこれを担保するエビデンスが不足しており、現時点では勧められない"とあります。なんだかすっきりしないが、今のところ白黒はっきりさせることはできないということです。さらにその提言の中に沖縄県人は脂肪摂取が多く虚血性心疾患など動脈硬化性疾患の頻度が多いことが"沖縄クライシス"として糖質制限の代わりのカロリーを維持するための脂肪摂取過剰に注意を惹起しています。

■ハワイスタデイーと沖縄クライシスの話　題して"メタボをやっつけろ"

　私が"生活習慣病教室"でよく取り上げる題材です。そもそも人類の歴史は飢餓との戦いでした。人類の歴史を24時間時計で表現すると23時間59分は飢餓との戦いでした。飽食の時代というのはほんの1分しかないそうです。肥満は多産、豊穣、裕福であることを意味しました。例えば青森の亀ヶ岡遺跡から出土した遮光器土偶はプリンプリンさん。お乳は"ぽいんぽいん"できっとたくさんの赤ちゃんを産むイメージでしょう。現代女性の目指すスリムな体からは考えられません。また京都の葵祭りの小野小町さん、平安時代、絶世の美女とされた小野小

Ⅱ．食事の話

町のまさしくあの顔は"おかめ顔"（小野小町にふんした御嬢さん気を悪くしないでね）。平安時代はあの丸々とした、体、顔が美女のあかしだったのです。また、アレッサンドロ・デルポトが描いたイタリアのトスカーナ地方の将軍の肖像もすごい肥満体です。しかもこの肖像の笑えるところは一説にはおなかは張りぼてを入れてあたかもすごい肥満体に見せているんだともいわれています。

さてメタボ、メタボとかなり市民権を得た糖尿病と密接な関係のある身体状態はどんなふうなものなのでしょうか。メタボリックシンドローム、別名を内臓脂肪症候群ともいわれます。診断はまずおへその周りの長さが男性で 85cm 以上、女性で 90cm 以上あることが必須条件です。男性より、女性の腹囲が大きくていいのはおかしいのではないかと物議をかもしました。まあもっともな男性軍の言い分ですが、この腹囲は動脈硬化症の発症に深く関係する内臓脂肪が多い方を探し出すのが目的です。特に男性のほうが腹囲に影響する内臓脂肪の比率が高く、女性の腹囲は皮下脂肪の方が主に占めているからこんな結果になります。しかも運動などで内臓脂肪は減少しやすいのです。さらにこの必須条件にプラスして脂質異常、高血糖、高血圧が 2 つ以上あるとメタボと診断されます。

特定健診、特定保健指導（特定健診、特定保健指導について後述します）の対象者はこのメタボの抽出を目的とした健診システムです。つまり健康のおせっかいをして（これを医学用語で介入といいます）どうしても改善させてやろうというわけです。

今から 11 年前、2004 年アメリカのタイム誌のカバーストーリーに沖縄の健康長寿が取り上げられました。題して "Classical Okinawa Style" そしてタイム誌の記者は沖縄の健康長寿をこう分析していました。

① 米の摂取量を少なく、玄米ご飯が好まれる
② 霜降り肉の摂取量が少ない、すなわち脂肪が少ない牛だったら肩肉、ぶた、鶏肉が好まれる
③ 腹八分目の食習慣が沖縄にはある
④ 規則的な身体運動習慣が沖縄にはある
⑤ 先祖崇拝や親類、縁者、地域の助け合いなど地域住民間のネットワークが強固である
　これはお盆の時の親戚一同が集まって先祖からの亀甲墓を囲んでの一日中のどんちゃん騒ぎを一度見たら納得させられる
⑥ 生きがいを持つ

と解析されていました。そしてこんな新聞記事も発見しました。これも笑ってしまったのですが 1960、1975、1990、2000 年の日本人の食事が保存されていて、この食事の内容を分析して同じ栄養分組成を"マウス"に辛抱強く食べさせたそうです。結果は何と 1975 年の食事組成を食べたラットは 2000 年の食事を食べたラットと比較して内臓脂肪は 46％、血糖値は 82％ しかなかった。つまり 1975 年代の食事が最も健康にいいのだという報告です。

さて、そんなふうに沖縄はアメリカまでも知れ渡っている健康県だったのです。1885 年までは男女とも、2005 年までは女性は平均寿命ランキングは 1 位でした。ところが男性は 2000 年には一挙に 26 位に落ちて 2016 年も回復基調はうかがえません。ではこの原因はなんなのでしょう。平成 17 年度（2014）の厚生労働省の統計でこう分析されていました。

○定年前（65歳以前）に死亡する割合は沖縄県男性が全国第1位
○糖尿病が死因となる割合も男女とも全国第1位
○心筋梗塞が死因となる割合沖縄県女性が全国第3位
○脳出血が死因となる割合は沖縄県男性が全国第3位

皮肉なことに、65歳以上で見れば沖縄は相変わらず全国第1位の長寿県で、100歳以上の比率も全国第1位です。調べていくと沖縄県のメタボリックシンドロームの頻度は群を抜いて高いのです。そして長期にわたり（1960後半以降）沖縄は全国平均より脂肪エネルギー比率が5％前後常に高いことがわかりました。高脂肪食はインスリンの効きが悪くなるインスリン抵抗性を起こし、インスリンの過剰分泌を起こしてしまいます。でも肥満率は欧米人のほうが群を抜いて高いですよね。例えば肥満の尺度のBMI（body mass index）$25 m^2/kg$以上はアメリカ人の60％を占めますが、日本人は25％にすぎません。では糖尿病の頻度はどうでしょう。糖尿病の有病率はアメリカも日本も変わらず7〜8％です。奇妙なことですが糖尿病の頻度にはこんな人種差が存在します。私は患者さんには肉食族の白人は5000ccのポンテイアック（この車は若い人にはわかりません）エンジンを積んでいるようなもので、草食族のアジア人はスバル360cc（これはわかってくれます）エンジンを積んでいるようなもので、メタボの程度が軽くても代謝異常が高頻度に起こります。事実インスリンの分泌は明らかにアジア人のほうが低いです。糖の負担に耐えられないのです。

タイム誌の記事が組まれた2004年、沖縄の健康長寿社会は急速な崩壊が始まっていたのです。後に"沖縄クライシス"と呼ばれ、なんと文芸春秋に特集される騒ぎになりました。

同年"スーパーサイズ・ミー"（Super Size Me）が2004年に公開されました。監督・出演はモーガン・スパーロックが自分を実験台にしたアメリカのドキュメンタリー映画です。スパーロックは1ヵ月間、マクドナルドを食べ続けました、スパーロックは33歳、身長1.88m、体重84.1kg、健康体で肥満ではなかったのに、30日後、体重は11.1kg増え（13％増）、10％の体脂肪の増加、操うつ状態、性欲減退、脂肪肝になってしまいました。

"沖縄クライシス"の原因を解決するヒントが少し見えてきました。おそらく原因は食環境、運動環境双方にありそうです。沖縄県人は古来からの沖縄の食環境が東京銀座にマクドナルド1号店が出店された1972年から20年も先行して米国の高脂肪、大量消費型の食文化が流入し、壮年世代、還暦世代を中心に、特に男性の大血管障害の急増が目立ちます。そう沖縄は本土の20年前から高脂肪食、特に動物性脂肪食にさらされてきたのです。

一方、ご高齢の沖縄人は反対に長寿です。私たちは沖縄というとステーキとか豚のギトギトした角煮を日頃食べているイメージですが、あれはお祝いの時や限られたお金持ちの食事で100歳を超えた沖縄の庶民はもっと粗食だったようです。それが終戦後、米軍が駐留するようになり食生活が激変するのです。主食は手ごろな動物性脂肪のたらふく入ったファーストフードに変わるのです。近頃いわれているのは動物性脂肪が多いと動脈硬化が進行し、植物性脂肪を主体に摂ると動脈硬化はさほど進行しないといわれています。

また、鉄道を持たない沖縄県は車での移動は必須であり、運動不足も深刻な問題でしょう。温暖な気候は生活リズムが夜にシフトし、生活リズムの問題も内在していると思われます。

私がなぜこの沖縄クライシスに興味を持ったかというと、実は今から30年前の10年間、琉

Ⅱ. 食事の話

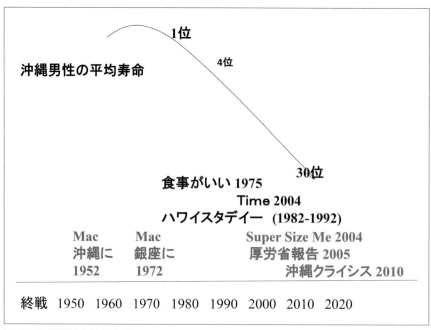

図4　沖縄男性の平均寿命

球大学の第2内科グループはタイム誌にかかれた事実を肯定した研究をしているのです。どういった研究かというと沖縄は移民が盛んな土地で多くの沖縄県民がハワイに移民しています。琉球大学のグループは海に囲まれた島ですので、比較的均質な遺伝傾向を持つ沖縄県民に注目して沖縄とハワイに移住した沖縄県民の住民健診を10年間行い、従来の沖縄の生活環境と米国化した生活環境に置かれた沖縄県民に生活習慣病の発生に違いがあるかという"ハワイスタデイー"なる研究をしました。当時、日本一長寿県の沖縄県民とハワイに移住した沖縄県民の血液検査の結果の違いは、ハワイ在住の沖縄人はメタボで血清脂質で明らかにハワイのほうがコレステロール、中性脂肪が高く、血圧は低いが、虚血性心臓病の頻度が高い。これは欧米化した食生活が問題であろうと結論つけています。ただし、糖尿病の頻度はこの時点では変わりませんでした。このころ従来の沖縄の食生活を継続した高齢者は相変わらず長生きし、駐留軍の影響を受けた中年層はハワイに見られた脂質異常、虚血性心疾患の罹患が高いために"沖縄クライシス"は生まれたのです。なんという皮肉でしょう。このことがファーストフードが氾濫する日本の今後を示唆していないことを祈ります。

■ハワイスタデイーについて沖縄県医師会報、熊本県糖尿病患者の会紙"弥生"への寄稿

　ちなみに琉球大学第2内科の研究を引っぱったのは私の父の三村悟郎でした。当時父がハワイスタデイーについて沖縄県医師会報（平成2年9月）、熊本県糖尿病患者の会紙"弥生"（平成4年2月）に寄稿している文を要約しましょう。

　『21世紀の臨床医学の課題の一つは"健やかに老いる"ためにはどのような対応が必要であるかということになるものと予想されます。日本の将来の人口予測では2020年には人口の約1/4（23.6％）が老人人口に占められます（この予測はさらに加速されています）。人間の寿命は成長期の5倍が限度といわれているので、125歳までは長生きの可能性を誰でも持っていると

いえます。当時100歳以上の高齢者の人口10万人に占める比率は沖縄が全国1位です。沖縄県の死因の5番目は老衰です（この傾向は現在も変わりありません。平成22年で5番目の6％です）。沖縄県人の長寿については今後の高齢社会への対応をどうすれはよいか医学的にも社会的にも討議されなければなりません。』

『長寿者は明治生まれの方で現在の飽食の時代とはかけ離れた食生活をしてこられたわけです。長寿の遺伝体質を解明することは難しいことです。しかし環境因子としては温暖な気候、温かい家族制度、お年寄りを大事にするという社会、家族環境、ストレスが比較的少ない環境も幸いしています（この解析はタイム誌の分析と実によく一致する）。食生活の関与も戦前はイモを主体とした主食、副食はミソ汁、魚、海藻、野菜、豆腐、調味料としての豚脂、少ない食塩（10g以下）などであり、豊かといえない食事であったが質的にバランスのとれた食習慣、粗食、少食の習慣が長寿にあずかって力があったのではないでしょうかと推測しています。さらに多因子遺伝と考えられる生活習慣病である高血圧、冠動脈硬化、高脂血症、2型糖尿病などは遺伝因子関与が60％位で環境因子の関与が40％程度であるが、環境因子の是正によりこれらの病気の発症の予防ないし発症の遅延が期待されます（けだしもっともな解釈です）。』

父は熊本大学当時"ふたご"の研究をしていました。これは同じ遺伝子を持った"ふたご"が違った環境で生活するとどういった健康状態、生活習慣病の違いが発生するかという研究で成人病領域の遺伝と環境の研究です。また沖縄県は本土と異なった疾病構造を有し、かつ長寿県であることから、この謎を解きたいと考えていました。

父たちの研究はさらに、多くの沖縄県人がハワイ、ブラジルに移住し、ハワイと沖縄は同じ島国という環境にあり気温、気候に著しい差異はありません。従って移住した方々がほぼ同じ環境にあり、疾病構造に差異が生じるとしたら、原因は食事組成を含めて社会経済的差異によるであろうと考えたわけです。このハワイスタデイーは1982（昭和57）から10年間継続されました。

調査結果よりハワイ在住の沖縄人は総コレステロール、中性脂肪の値は高く、血圧は低いが、心電図上の虚血性心臓病の頻度は高いという傾向がみられました。食事組成の検討からハワイ在住の沖縄人摂取塩分は沖縄県人より低い（つまり血圧は低い）が脂肪の比率が高く繊維成分が少ない食事（結果的に総コレステロール、中性脂肪の値は高く、心電図上の虚血性心臓病の頻度は高い）に偏ていることが確認されました。つまりハワイ在住の沖縄県人は30年前に"現在の沖縄クライシス"を証明しているのです。そして将来の日本人の健康状態も占えます。

100歳以上の高齢者にどういった病気が多いかK大学のT先生が報告をしています。

以下が、100歳以上の高齢者全体のかかっている病気の比率、男女別で差がある病気の比率です。記入がないのは男女差はないということです（表1）。

糖尿病の100歳以上の高齢者の罹患率は6％で、70歳以下の15％より明らかに低いそうです。ここには後遺症として持っている病気と、現在も治療中の病気とが重なっています。

骨折は女性の半数が経験しています。どこの骨折でも元気のよさや、認知機能が低下します。これも深刻な問題です。また、糖尿病は実にいろいろの合併症を起こします。はては老化も早いとかいわれる始末です。でも、糖尿病がないと100歳以上の高齢者にはとても有利です。高齢者には栄養過剰よりも栄養不足が問題になるからです。ただでさえ、食べ過ぎていることが

Ⅱ. 食事の話

表1　100歳以上の高齢者全体のかかっている病気

		全体	男性	女性
第1位	高血圧	63%		
第2位	白内障	46%		
第3位	骨折	46%	25%	52%
第4位	心臓病	29%		
第5位	消化器の病気	21%		
第6位	脳卒中	16%	23%	14%
第7位	がん	10%	19%	8%

糖尿病の問題ですが、糖尿病がなければ食事制限もないし、栄養を良好に保つことも可能なんですから。

　別の研究では糖尿病を持つ方の比率と動脈硬化症を持つ方の比率は同じ傾向で、100歳の高齢者が動脈硬化を罹患している傾向は糖尿病と同じで70歳と比べると明らかに低下します。動脈硬化症が強い方の寿命は100歳まで到達できないようです。つまり動脈硬化症がひどいと長生きしないようです。

　俺は長生きする気はないから気にならないとタバコをくゆらしながらの負け惜しみの声が聞こえそうな現実味のある報告です。

（三村和郎）

アルコールのカロリーは油断できない

　ビール中瓶（500mL）のカロリーは200kcalで、ご飯1杯（100g＝160kcal）よりも多いのです。また、ワイン2杯分（200mL＝150kcal）のカロリーを消費するためには、53分のウォーキングが必要です。——お酒にもカロリーがあることを知らないと、食事療法で失敗する原因になります。アルコールの1g当たりの熱量は約7kcalです。これは、脂肪は1g当たりに約9kcalの熱量があるのに次いで多いのです。アルコールの飲み過ぎを控えることで、体重コントロールに確実に影響します。でも、多くの人はそのことに気がつかなくて、つい飲みすぎてしまうのです。

　アルコールのカロリーは、糖質や脂質、タンパク質といった他の栄養素と異なり、体に蓄えられることのないカロリー（エンプティーカロリー）といわれますが、お酒を飲み過ぎると肥満になりやすいのは、アルコール代謝の過程で体に脂肪がつくからです。逆に、節酒しただけで体重が減るという人もいるくらいです。節酒すると、飲酒のために増えていた肝臓での中性脂肪が減少するために、結果として脂肪細胞へ運ばれる中性脂肪が減り、体重が減少します。

（三村和郎）

Ⅱ. 食事の話

誘惑カレンダーの話

　従来、糖尿病の患者さんの年内の血糖変動は HbA1c の変化でうかがうことができました。どういうふうに変化するかというと夏場に下がり、冬場に上がる弓型を描くことが多かったのです。なぜなら夏は扇風機の世界ですから食欲が減退し食が進まない（夏痩せ）。一方、日が長くなるので活動時間も増え運動量も増えるので HbA1c は穏やかに低下したものです。ところがこの数年この傾向が薄れ夏太りする人が増えてきています。原因はどうも"熱中症"騒ぎのようです。みんな外に出ると"熱中症"になるので日中はエアコンの前から離れず、"パリポリパリポリ"お菓子類をほおばり、アイス、ジュース、ビールとなり"夏痩せ"のパターンは消え去り"夏太り"する人が増えてきています。

　さらに、秋口には食事も、果物もおいしい季節になりますから、気を許すと HbA1c はうなぎのぼりで弾みがついたまま暮れ、お正月は食べなくてもいいお歳暮のお菓子類、忘年会、冬休み、新年会へと突入です。そこで私は 12 月には福岡大学筑紫病院糖尿病代謝内科の小林邦久教授らが提案した"誘惑カレンダー"なるグッドアイデアの表（表 2）を患者さんには渡して注意を促します。食事だけでなく季節で運動不足は変わりますし、いろいろのイベント、お孫さんの"学校休み"も思わぬ生活のリズムを変える原因になります。

（三村和郎）

表 2　あなたの誘惑カレンダーにはいくつマークがつきますか？

誘惑		1月	3月	4月	5月	6月	7月	8月	10月	11月	12月
穀類、いも	表1	もち				そうめん			新米	いも	
くだもの	表2					ぶどう、もも			かき	みかん、りんご	
油、多脂性食品	表5										
酒、ジュース アイス	嗜好食品	おせち、干し柿				アイス、ジュース ビール　お中元					ケーキ お歳暮
運動		運動不足						運動不足			運動不足
イベント		新年会	歓送迎会					暑気払い			忘年会
孫		冬休み	春休み			ゴールデンウイーク	夏休み				冬休み

HbA1c 体重、血圧	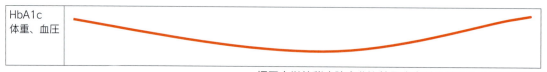

福岡大学筑紫病院内分泌糖尿病内科小林邦久ら原図を改変

ほかで頑張れば

　私は左党（砂糖ではありません）で、甘いものは緊急避難のエクレアくらいしか食べません。仕事が終わって帰宅すると晩酌で缶ビールをぐいっとやり、テレビを眺めながら芋焼酎のロックをちびちびやる。この至福の時のために私は毎日頑張っているといったら、あれれ、皆さんあきれますか。

　というわけで私は、大好きなお酒を飲みたいという糖尿病患者さんの気持ちがよくわかります。ただ、多くの医師や看護師は、そんな糖尿病患者さんに冷たいのが現実だと思います。患者さんが"お酒は百薬の長といいます。少しぐらいならいいでしょうか"と医師などにすがるように尋ねても、以下のような答えが返ってくるのが常のようです。

　"だめですよ。これくらいはいいよと言うと気が大きくなってどうせ飲み過ぎるでしょ！！"

　"お酒には栄養分はほとんど入っていないのに結構カロリー高いのですよ。"

　"お酒は飲んでいるときは血糖値は高くなり、飲み過ぎると翌朝は低血糖になって大変です。"

　"お酒は4回目の食事をとっているようなもの。つまみとして、ピーナツ類など高カロリーで塩分が多いものをつい食べてしまうでしょう。しかも夜中に飲むから、カロリーはもっぱら脂肪組織に蓄えられ、、脂肪太りするばかりですよ"

　"糖分の多い日本酒、ビールはだめで、糖分が少ない焼酎や、ウイスキーはいいとか、ポリフェノールがたっぷりのワインはいいとか——そんなことは迷信です"——などなど。結局はお酒はご法度と突き放すようです。

　その点、私は違っていて"どうしても飲みたいなら、食事や運動、睡眠などほかの生活習慣をきちんとして、血糖値などを正常範囲に保ってください。それができれば、ご褒美としてお酒を多少たしなむのも可です"と助言します。お酒を"あめ"にして、他の糖尿病改善策に打ち込んでもらうわけです。甘党は糖尿病とお酒についてどんな意見をお持ちでしょうか。

（三村和郎）

　追加：また煙草に次いで26年7月からうちに帰っての飲酒はしないようにしています。でもまた復活するかもしれないので原稿は"生き"です。ずいぶん真面目な生活をしているでしょう！！

（三村和郎）

ほかで頑張れば————

　今でこそ私、甘党代表選に出られるくらいのお菓子好きで、お酒は一滴も飲みませんが、若い頃はちょっとした酒豪でした。ところが結婚した相手が、奈良漬を食べても二日酔いになるという下戸（げこ）。夕食の時、自分だけビールを飲むのもつまらなくて、いつの間にか、お酒とは疎遠になってしまいました。糖尿病を発症してから、一度、血糖を下げる薬とワインを一緒に飲んで、死ぬかと思うほどひどい悪酔いをした経験がトラウマになり、それ以降はどんなに勧められてもアルコールは口にしません。糖尿病患者にとって、お酒が嫌いというのはありがたいことです。

　男性患者さんで、どうしてもお酒をやめられない方は多いですよね。仕事上のつきあいの場合は"車を運転しますので"とか"ドクターストップがかかっていて"と如才なく断ることもできそうですが、問題は、ほろよい気分の晩酌が人生の楽しみという人。ノンアルコール、ノンカロリーのビールでは酔えませんしね。お酒の分、ご飯を減らすとか、晩酌は週末の楽しみにしておくとか、酒の他に酔える趣味を見つけるとか。（すみません。自分が飲まないので、大したアルコール対策を思いつきません）。

　わが家は息子も下戸なので、たまに頂く上等のお酒は、酢になる前に惜しみなく料理に使ってしまいます。金箔入りの日本酒で作った里芋の煮っころがしは、豪華にキラキラと輝いていました。いただき物のさつま焼酎と庭の梅で梅酒を作り、知り合いに配ったところ、"梅酒になる前に飲みたかった"と飲べえの知人から嘆かれました。1本何万円もする貴重な焼酎なのだそうです。今、台所の隅に上等の赤ワインがあるのですが、牛すね肉のワイン煮込みになる前に、三村センセイ、飲みにこられますか？

（波多江伸子）

患者に試練の季節が到来

　2011年は、3月に国難ともいうべき大変な災害が起こったので、それ以降、時間が止まったような気持ちでしたが、気がつけばもう師走なのですね。師走といえば忘年会やクリスマスパーティー、年が明ければおせち料理に新年会と、年間で最もごちそうにあふれた季節です。そして私たち糖尿病患者にとっては試練の季節です。山海の珍味が目の前に並べられても、ボジョレワインが飲み放題でも"いえ、私はもう十分です"ときっぱり断ることができればどんなにいいでしょう。2型糖尿病の私たちは根が食いしん坊ですから、目の前に好物があるのに我慢するのは至難の業なのです。特に、戦後の食糧難に育った世代は食べ物を残すこと自体に罪悪を感じますから、皿が空になるまで律儀に食べ続けます、そし新年会のシーズンが一段落ついたある日、検査のために病院に出かけてがくぜんとすることになります。体重は増え、過去数か月の行状をすべて映し出す魔法の鏡のようなHbA1c値は過去最悪の結果を示しているのです。糖尿病患者の新年は後悔から始まります。

　昭和30年代の初め、私たちの子供時代には、丸いケーキは誕生日かクリスマスにしかお目にかかれない特別な食べ物でした。友達の誕生会で、ちゃぶ台の上で燦然と輝くデコレーションケーキを大勢の子供たちが固唾を飲んで見守っていたあの頃ですが、なんと最近は、朝ごはんにケーキを食べる家庭もあるそうですね。昔は鶏の空揚げやバナナもハレの日のごちそうでしたが、今ではごく普通の食べ物。冷凍や真空パックのもちでいつでもお雑煮は作れますし、カズノコは回転ずしのネタです。季節感もメリハリもなく、毎日"ごちそう"食べ続ける飽食の時代。今年の年末年始は、簡素で清らかな食生活で過ごし、新年の血糖検査では、にっこり微笑みたいものです。

（波多江伸子）

患者に試練の季節が到来

　波多江さんがおっしゃると通り、年末年始は糖尿病患者さんにとって試練の季節です。とりわけ仕事の付き合いで忘年会や新年会をこなさないといけない患者さんは連日、ごちそうやお酒を前に大変でしょう。そこでアドバイス。とにかく今すぐ医療機関に出向いて過去1ないし2ヵ月の血糖値の平均を反映するHbA1c値をチェックしてください。日本糖尿病学会によると正常値は4.6-5.6％。6.5％を超えていたら要注意。年齢にかかわらず8％を上回ったら、合併症がすぐ起きてもおかしくない危険な状態です。

　HbA1c値を自分がしっかりと把握していれば、食べ過ぎ、飲みすぎを自戒する動機づけになります。さらに宴席で周囲からお酒やごちそうを勧められた場合HbA1c値が高すぎることを説明すれば、勧めることを誰もしなくなるはずです。水戸黄門の葵の御紋の印籠みたいで"このHbA1c値が目に入らぬか"という具合です。

　HbA1c値に問題がなければ、宴席で多少なら食べ過ぎたり、飲んだりしてかまいませんが、宴席以外での食事を減らして、1日の摂取カロリーが適切になるように調節してください。合併症が起きている人についてはHbA1c値がどうであれ、宴席の飲食は控えめにしなければなりません。

　糖尿病は自覚症状に乏しい病気です。年末年始でなくても医療機関でHbA1c値を1ないし2ヵ月に1度は測定することは大事なことです。

（三村和郎）

Ⅱ．食事の話

 禁煙難しいのはわかるが"人間、三村"の後日談

　波多江さんとの対談で以下のような文章を書いて禁煙の難しさを訴えています。しかしこの直後私は禁煙を決意してもう2年禁煙を続けています（2015年2月現在）。それには禁煙薬のチャンピックス®もニコチンガム®も必要ではありませんでした。読者の禁煙の参考になるかもしれないので少し長くなりますが記載します。

　私の父はヘビースモーカーでした。部屋の灰皿は煙草が山積みでした。実はその父がCOPD（慢性閉塞性肺疾患）、もう少しわかりやすくいうと肺気腫で、平成24年に亡くなりました。このCOPDは煙草などの肺の炎症の影響で肺は膨らむばかりで縮むことができない状態です。パンパンに膨らんだ風船が縮んで元に戻れない状態と思ったらいいと思います。父は87歳で亡くなりましたが、遺言めいたことを私たち家族に言っていました。それは自宅で家族全員に看取ってもらって死にたい。悪くなっても気管挿管、人工呼吸器などは絶対に着けるなというのが父の希望でした。私たちは父の希望を重く受け止めて答えてあげようと考えました。しかし、在宅で看取るということがいかに大変か痛感する数か月でした。亡くなる数日前にお寿司を食べていました。しかしその後肺炎を併発して亡くなりました。
　波多江さんはよくご存じの在宅の看取りというのは実に大変で家族には大きな精神的、肉体的負担になります。父の場合はCOPD（慢性閉塞性肺疾患）に肺炎を合併した呼吸不全でした。窒息するというのはああいうことをいうのでしょう。あの苦しさを目の当りにしたら親父のためにも煙草はやめようと決めその日からやめました。禁煙のきっかけは何でもよかったようです。禁煙のきっかけはその人その人いろいろで私はあっさりと禁煙を達成しました。

　さて以下は喫煙者時代の私の言い訳です、引き続いてお読みください。
　健康によくないとされる生活習慣、嗜好食品は数多くありますが、糖尿病の発症には直接は関連がないだろうとされるのは煙草です（関係あるとする人もいますがね。むろん動脈硬化の進行には大いに影響します）。煙草の成分のニコチンは肥満防止作用がありますので糖尿病にはいいのかも！！スモーカーはアルツハイマー型認知症にもなりにくいとされています。と、スモーカーの私のコラムはだんだん言い訳がましくなってきます。
　実は私は、喫煙者です。30年以上吸っています。本当はやめたい。でもやめられないのです。そんな私ですが自分のことは棚に上げて糖尿病患者さんには禁煙するよう指導しています。煙草は血管を収縮させ、合併症を促すからです。
　さて今回は"医者、三村"ではなく"人間、三村"の発言が中心と受け止めてください。私が禁煙を決意して実行した回数は10回以上、つまり同数の挫折があるわけです。最長期間は約20年前にスウェーデンに留学した時の2年間ですが、このときは、煙草の値段が高かったので禁煙できたのです。確かマイルドセブンが当時の値段で1,000円くらい、あまりの高さに腹が立ち煙草を買わないことが続けられたのです。留学先の研究機関の屋内には喫煙所がなく、現地の人たちは気温がマイナス20度でも屋外でぶるぶる震えながら吸っていました。それと同じことをする気概がなかったことも禁煙の後押しとなりました。ちなみにスウェーデンはお酒も

Ⅱ．食事の話

高く、現地の人たちは煙草も酒も安いデンマークにフェリーで渡って、しこたま買い込んでいました。

2009年にリンパ腫で計5ヵ月入院し、抗がん剤治療などを受けた時でも、私は煙草をずっと遠ざけておくことができませんでした。2、3週間ごとに許可が出た外泊のたびに手が伸びてしまったのです。外泊できる喜びで1本、再び病院に戻る前に1本という具合です。ただ、その時の喫煙にはがんや治療への恐怖を和らげる意味合いがありました。そのことを妻も理解してくれていたようで"煙草はやめて"とは決していいませんでした。私の押しつぶされるような化学療法の恐怖感を知っていたからでしょう。

入院最後の1ヵ月は無菌室で過ごしました。さすがに吸いたい気持ちはなく、このときは完全禁煙でした。そのまま縁を切れたらよかったのですが…。私は自宅では"ホタル族"でベランダで吸っています。禁煙の難しさを知り尽くす私ですが、"医師、三村"としては、糖尿病患者さんの喫煙を認めることはできないことをあらためて強調しておきます。

発症してもう6年がたち普段の生活にもどったこの頃"もういいかげんで煙草はやめたらどう"とかえって近頃のほうがうるさいです。私は"そうね…。その通りだね"と紫煙をくゆらせながら考えています。

(三村和郎)

禁煙難しいのは分かるが"人間、三村"の後日談

　煙草をやめるのがどのくらい大変か、私はよーく知っています。その昔、マイルドセブンを日に1箱吸っていましたから。結婚して子供が小学校に入るまでは、わりあい自然にやめていたのに、ある日、お客さんが忘れて行った煙草を処分しようとして、ふと魔が差して1本吸ったのが運のつきでした。魂がくらくらするような酩酊感に、家族のいない昼間、台所の換気扇の下でこっそり煙草を吸うようになりました。結構ひどいニコチン依存症でしたね。それが、糖尿病になってからは止めたのですよ。甲状腺がんの手術をしても禁煙できなかったのに、です。糖尿病患者は喫煙で動脈硬化や末梢神経障害が加速すると知ったとき、酸素不足でのたうちまわる自分の手足の先の細い血管や神経の様子がリアルに脳裏に浮かんで、身体がかわいそうになったのです。

　一生やめようなんて決心すると、かえって煙草への未練が募ります。何度も失敗したあと、気分の悪い日を選んで、「今日はやめておこうかな」と軽い感じで禁煙を始めました。1日吸わずにいられたら、翌日も「せっかくだから、今日もやめておくか」と禁煙の日を延ばして行き、ひと月後に、今度はきっぱり止めると決めました。

　今は、煙草をやめて本当に良かったと、つくづく思います。ホスピス医が書いた「最後に後悔すること」という本によれば、人生の終わりに「煙草をやめておけばよかった」と思う患者さんが多いのだとか。煙草のせいでがんになったのではないかという恐ろしい疑惑に耐えられなくなるそうです。もっとも、最後に1本煙草を吸って、「やっぱり、うまいね」とにっこり笑って亡くなった肺がんの人もいましたけど。三村センセイ、煙草やめたくなったらご相談くださいね。

　　　　　　　　　　　　　　　　　　　　　　　　　　　　　　　　　　　（波多江伸子）

Ⅲ. 運動の話

ウオーキング

　子供の頃から運動が大の苦手でした。かけっこはビリ。鉄棒には飛びつけない。跳び箱の前で急停止する。泳ぐと溺れる。それなのにマスゲームでは目立っていました。ひとりだけ皆と反対のことをしているからです。私、左右の区別がつかないのです。いまだに。運動会の前夜は「雨降り坊主」を吊るして寝るのですが、たいがい朝起きると抜けるような秋晴れでした。「雨降り坊主」ですか？テルテル坊主を逆さに吊るすのですよ。

　三村先生は身のこなしがとても敏捷ですよね。フルマラソンも完走とか。学生時代は運動部でしたか？飛んだり跳ねたり踊ったり、身体が自在に動かせる人っていいですね。憧れます。私、生まれ変わったらバレリーナか雑技団員になりたいです。でも、私のように運動能力が限りなくゼロに近い人間でも、糖尿病患者になると運動療法をしなくちゃならないのですよね。私が唯一できる運動はウォーキング。歩くことだけは人並みにできました。それで毎晩、連れ合いと一緒に散歩をすることにしました。相棒がいるから続けられたのでしょうか、それから25年、毎日1時間ほどのウォーキングがすっかり習慣として定着しました。

　あとはストレッチ体操。台所で豆が煮えるのを待ちながら膝の屈伸や背伸びをしています。歳を取ってからの運動って、元来の運動能力とは関係ないみたいですね。運動療法や寝たきり防止のロコモ体操でメダルを争うわけではありませんから、自分のペースでゆっくりやればいいのです。運動療法って、上手下手の問題ではなく、息長く続けることのほうが大事ですよね。

（波多江伸子）

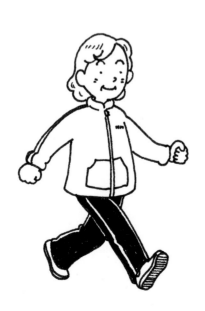
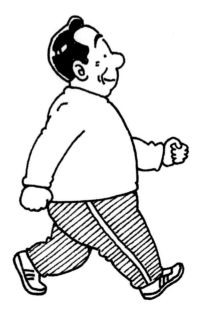

ウオーキング

　糖尿病の治療で修正が難しいのが食餌療法です。特に高齢発症の糖尿病の方は長年の食習慣があるからなおさらです。一方、継続が難しいのが運動療法です。悪天候に嫌気が差しやめたり、足腰を痛めて中断せざるをえなくなったりするからです。

　波多江さん、私を"敏捷"と紹介していただき、ありがとうございます。そうです。私はスポーツ大好き。小学校5年から中学時代は走り幅跳びや短距離走といった陸上競技に打ち込み、高校はハンドボール部、大学はバトミントン部。医師になってからはジョギングに熱中し、フルマラソンは4回完走。5時間を切るタイムも出しました。今も、愛犬を連れてのジョギングを続けています。

　波多江さんはウオーキングですか？いいですね。"敏捷性"のお礼にウオーキングの長続きと効果アップのことをお教えしましょう。もちろん、読者のみなさんの参考にもなります。

　その1：スピードは、春や秋に5分歩いて汗ばむくらいが最適な速さです。夏は汗が出すぎて、冬は逆に出ずに最適な速さを把握するのは困難ですので秋にこそ把握に努め、その時に5分で歩いた距離と脈拍数を確認しましょう。距離確認には福岡市の大濠公園など距離表示があるところが便利です。脈拍数の測り方は5分歩いた後、10秒待ち、15秒間の脈拍数を測り、それを4倍して10を足します。それが、あなたにとってウオーキング時における1分間の脈拍数の目安になります。

（三村和郎）

Ⅲ．運動の話

ウオーキングのこつ

　長年続けてきた毎晩1時間のウォーキングを、最近やめてしまいました。連れが歳を取って、散歩をいやがるようになったからです。とぼとぼ歩いては途中で立ち止まり、私の顔を見上げて戻りたそうなそぶりをします。あたりを嗅ぎまわっては、かがんでオシッコをし、そのあたりをウロウロ。ちっとも先に進みません。いえいえ、人間ではありません。飼犬の話。数年前までは散歩というと大喜びをして飛び跳ねていたのに、やはり寄る年波には勝てません。なだめすかして少しばかり歩いて家に戻ります。改めて、歩き直せばいいのですが、なんだか面倒でそのまま一緒にうちに入ってしまいます。「あんなに元気に公園で走り回っていたのにね。すっかりおばあさんになってしまって」と、愛犬の手足をマッサージしながら、ちょっとばかり感慨を催します。

　もう一人の散歩の相棒である夫も、足腰が痛いことが多く、以前のように積極的に歩こうとはいいません。ときどき、これはいかんと、一人で出かけようと試みるのですが、寒いのは嫌だし、暑いのも汗まみれになって嫌だし、さわやかな季節はあっという間に過ぎ去ってしまうし、いったん歩く習慣がこわれると、なかなか元に戻すのは大変ですね。

　おしゃれな、ちょっと派手目のシューズを買いましょうか。歩く気分を高めるために。

（波多江伸子）

Ⅲ．運動の話

 ウオーキングのこつ

　運動は有酸素運動（ウオーキング）と筋力トレーニング（筋トレ）が大事です。今回はウオーキングのコツを説明します。

1. ウオーキングの準備です。ウオーキングは足にあったシューズやウエアーを準備することから始まります。夕方に足あわせをしてかかとに指が一つ入るくらいの余裕をみてください。ジョギングと違い、クッションのしっかりしたソールが厚い靴を選びます。薄いジョギングシューズでしゃれた煉瓦道を歩くと足を痛めます。そしてカラフルな、こんな機会じゃないと買えないウエアーを買いましょう、少しお財布のひもをゆるめてわくわくのショッピングです。そしてコースはなるべくフラットな道を選んでください。アスファルト道の端は案外、傾いていることをご存知ですか。それも足腰を痛める原因になるので気をつけて。

2. 運動は余計な疲労を避けて安全な歩行運動を楽しみましょう。姿勢よく（あごを引く、背筋を伸ばす）そしてリラックスして！！かかとから着地し、足の裏全体を使って、つま先で押し出すように歩きます。最適な歩幅は"前にならえ"の格好で腕を前方に伸ばした時の、手首から脇までの長さがそれです。地面にその長さの線を引いてみると、結構長いと感じるはずです。きっと"えい"と手を振らないとまたげないはずです。

3. ウオーミングアップ（準備運動）とクーリングダウン（整理運動）を入れてください。運動をしたために起こる障害の原因は、ウオーミングアップ（準備運動）とクーリングダウン（整理運動）が不足して起こることが大部分です。筋肉はそんなに若くはありません。

4. 運動時間は早朝の運動が最も代謝効率がいい運動とされますが、病気をお持ちの方は起きぬけの運動はストレスがかかりますので避けましょう。インスリンや経口糖尿病薬を飲んでいる方は食後1時間ないし1時間半ぐらいにしましょう。これは低血糖を予防するためと、食後高血糖を抑えるためです。運動は週に最低3回行いましょう。糖代謝に対する運動効果は2〜3日間しか持続しないとされるからです。分割してもいいのですができれば30分は継続を、つまりは5分の最適距離を6倍して歩いてください。例えば5分の最適距離が500mなら、30分で3kmです。大体、10分間歩くと1,000歩にあたると考えていただくといいと思います。そうすればリフレッシュ間違いなしですよ。ウオーキングに慣れてきたら、30分歩いた後、1分間の脈拍数の確認を。もし目安の脈拍数より多ければ次回からペースを落とし、目安よりも少なければペースを上げてください。ウオーキングも回数を重ねると"最適な速さ"も上がるはずです。

5. ウォーキングはもっとも手軽にできる基本の運動です。また、ウォーキングは全身運動です。しかし、運動の種類は皆さんの得意なものでいいでしょう。要は有酸素運動を意識し

III. 運動の話

たあなたの得意な運動を選ぶことです。インターバルが入る運動や運動強度が強かったり、弱かったりする運動は運動強度の把握が難しいことに注意してください。また、近頃はウオーキングにストレッチを加えたほうが筋肉、骨、関節を強化することができるともいわれています。

6. ウオーキングを含め1日に歩いた数を歩数計で把握し、体重と一緒に記録をしましょう。その積み重ねが達成感につながります。私たちの日常生活の運動量は万歩計で推測できます。男性の方で歩く習慣のない方の歩数は3,000歩以内、女性は2,000歩以内。少し足早な運動では10分で1,000歩です。10分歩いて1,000歩を超えてない方はゆっくり歩きすぎ。1,000歩を超えていたら運動になっています。平均的運動量の男性は3,000歩（生活歩数）＋4,000歩（通勤に20分往復歩行）でも7,000歩です。これに30分のウオーキング（3,000歩）をプラスしてやっと1万歩です。女性はもっと大変です。

7. 近頃の万歩計は優れものが多く、1日の運動としてではない生活歩行数、運動として歩いた歩行数を区別したり、運動の総消費量を計算したり、消費脂肪量を表記したり、走行距離を計算したり、歩数は食べ物のカロリーと比較するためカロリーで表されます。1日の活動量は基礎代謝量に加算され総消費量として表記されますし、階段など垂直方向の移動も強度が違うので別に示されます。しかもその万歩計をスマホにかざせばすべてのデータが自動的に転送されます。メモリーも数週間は記憶してコンピュータにデータを飛ばしたり！！われわれよりも賢いのではと思うくらいです。この作業が励みになります。患者主体で達成感を確かめられるのは運動と体重でしょう。でも歯を食いしばって歩いてはいけません。四季折々でお気に入りのコースを決めて、仲間たちとわいわい歩くのがいいでしょう。同行の方がいると長続きします。生活習慣が変わればカラダも変わります。さあ早速出発です。

（三村和郎）

Ⅲ. 運動の話

表3　1日の歩数の目安

平均的運動量の男性	平均的運動量の女性
3,000歩（生活歩数）	2,000歩〜3,000歩（生活歩数）
＋4,000歩（通勤に20分往復歩行）	通勤がないとお買い物です
	＋4,000歩（1時間弱のお買いもの）
7,000歩です	7,000歩です
＋30分のウオーキング（3,000歩）で10,000歩です。	

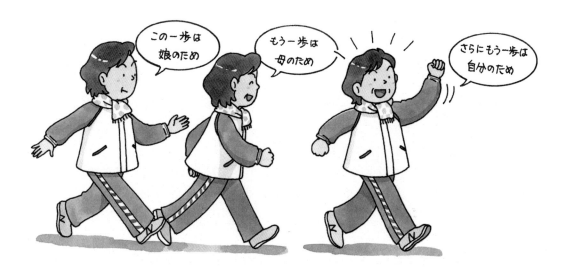

Ⅲ．運動の話

これが実際に患者さんに渡して指導している運動処方箋です。なかなかわかりやすいですよ。

運動処方せん

平成　　年　　月　　日

お名前　_____　性別　男　女　　年齢　　　歳
あなたの体の状態　糖尿病　空腹時血糖/食後血糖　／_____
　　　　　　　　　　　　　HbA1c　（正常値 4.0-5.8%）_____％
　　　　　　　　高脂血症　　　　　コレステロール/中性脂肪　／_____
　　　　　　　　高血圧_____／_____mmHg
　　　　　　　　肥満症　体重_____kg　身長_____m

<u>服薬など運動時の注意事項：</u>

安静時血圧_____／_____mmHg　　脈拍_____拍／分

ステップ1　　　まず1週間の運動量を万歩計で測ってください。

1日目	2日目	3日目	4日目	5日目	6日目	7日目

あなたの1週間の平均歩数_____歩
歩く習慣のない人　　　　　　2,000歩
平均的な運動量の人　　　　　　　　　4,000-6,000歩
よく歩く人　　　　　　　　　　　　　10,000歩以上

ステップ2　　　最大酸素摂取量の50％強度の運動（推奨される運動の強度）の脈拍数の計算の仕方
運動ペースは年齢によって違いますので、おすすめできる運動の強度での推定脈拍数（15秒間）を計算します。

推定脈拍数＝(32-あなたの年齢/8)x 4＝

次に、あなたのペースで公園などを5分間歩いてみましょう。目標とする"感じるつらさ"は"楽である"から"ややきつい"です。また具体的な自覚症状は
　　　　　"運動中話づらくなる"
　　　　　"息が弾んでくる"
　　　　　"汗ばんでくる"

"脈拍で100-130の間"などを感じる強度です。

運動中の脈拍数＝運動したあと15秒間の脈拍数 X 4＋10＝

目標脈拍数をしたの表にならって書いてください
1分間に　　　　　　　拍（15秒間に　　　　　　　拍）

歩行中の心拍数の範囲

	20歳代	30歳代	40歳代	50歳代	60歳以上
運動中の目標脈拍数	113-148	110-143	107-138	104-133	101-128
運動直後15秒間の脈拍数	26-35	25-33	24-32	24-31	23-30

どちらか低いほうがあなたの目標運動強度の心拍数です。

1日30分のウオーキングで3,000歩から4,000歩、万歩計の数値が上がります。運動は週に2-3回はしましょう。さて、あなたの1週間の運動回数と運動終了後の脈拍数を下の表に書いてみましょう。

	1週間目	2週間目	3週間目	4週間目	5週間目	6週間目
運動回数						
脈拍数						
1日の万歩計歩数						

運動を続けて慣れてきたら2〜3ヵ月ごとに運動能力の再評価をしますので、この処方せんを持参してください。

IV. 合併症の話

合併症の考え方

　ある患者さんは1型糖尿病だったのでインスリン注射は必要ですが、発症から間もないので当然合併症はありません。つまり図の左下に位置します（図5）。別の患者さんは糖尿病の存在は知っていましたが症状がないのでほったらかしにしていたら、だんだん目がかすんできました。腎臓が悪いのでインスリン治療は少量ですみます。つまり図の右下に位置されます。コントロールの容易さの程度と、合併症出現の程度はその方、その方で違います。

　多くの患者さんは初期は血糖高値を指摘されますが、まだ食事、運動だけでコントロールは十分です。合併症だって出てきてはいません。年を重ねるとだんだんすい臓の力も弱ってきて薬が必要になったり、病気の期間が長くなり合併症が顔を出し始めます。その位置、傾きはコントロールの良し悪しで変わってきます。

　冒頭にご説明したようにある患者さんにとっては一病息災の食事と運動の一病息災を通して健康を意識させてくれる大変に有り難い病気だったり、ある人にとっては失明を、透析をもたらす絶望の病気だったり、三度のごはんのように毎日インスリン注射が欠かせない面倒くさい病気だったり――――。

　患者さんの糖尿病への認識は"群盲（ごめんなさい）象を評す"に当たります。つまり冷静な、自分の健康状態の把握が必要です。これは同じことが医療側にも要求され、いたずらな高血糖の恐怖感を助長したり、反対に患者さんの低血糖との戦いを見過ごしたりしないようにしたいものです。

（三村和郎）

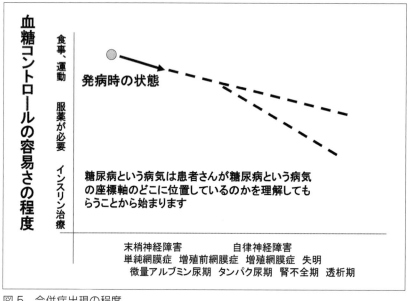

図5　合併症出現の程度

"変わる" ということ

　外来をしていると、なかなかコントロールが良くならなかった患者さんが突然よくなることがあります（反対も良くあるのが何とも情けないことですが）。おとなはすでに自我が確立して、生活環境が安定していますので態度にそう大きな変化はないのですが、まだ自我が確立していない（柔軟なものの考え方ができる）1型糖尿病の子供たちの態度が夏休み（サマーキャンプ）を契機に"ころっ"と違ってくるのをよく経験しました。キャンプにいつも参加するドクターに"なぜ毎年参加するの"と以前聞いたことがありますが、（私もそうですが）「子供たちの成長を見せてもらうのが楽しみで参加している」と答えてくれた後輩のドクターの返事を頼もしく聞いたのを鮮明に覚えています。小児糖尿病の子供は福岡だったら1小学校にひとりの頻度です。同じ病気の子供と知り合うことはめったにありません。インスリンを打つ悩みを話したくとも周りには同じ悩みを持つ子は誰もいません。彼らは孤独です。その子たちがキャンプを通じて自分は一人じゃないんだ、こんなことも躊躇せずしてもいいんだと"変わる"チャンスになるのが小児糖尿病サマーキャンプです。

　おとなの場合は"やれ糖尿病の患者数は1,000万人だ、予備軍を入れると2,000万人だ"と仲間がたくさんでちっとも孤独じゃないやと思いきや、そうでもありません。おとなも結構孤独です。インスリン治療が必要な1型糖尿病と違って、2型糖尿病は治療の内容が食事、運動でいい方からインスリン治療の方までと千差万別です。合併症だって全くない方から視力が落ちつつある方、透析が近い方など糖尿病とひとくくりにされますが実は別の病気の患者さんのような集団なのです。心を乱すものが全然違うのです。時には私は駄目患者だと疎外感さえ感じている方さえいます。

　私の外来の患者さんの大部分は糖尿病の患者さんで、お互いに顔は知っているのですが互いに言葉を交わすのはそうたくさんではないそうです。でも2型の糖尿病患者さんだって"自分の健康と向き合う態度が変わる"のは周りが見えるようになると変わってきます。自分の"位置"が見えると変わってきます。きっかけは案外、医師の指導ではなく"患者さん同士"、"病院のスタッフ"とのさりげないやり取りや、会話だったりします。しかも意外に知り合うきっかけは病気のことではないのです。患者の会の存在の重要性はそこにあります。患者の会のコンサートやハイキングに参加していただくと"お顔は知っていたけど初めて話をしました"という返事の多いこと。私は患者の会の催しものの時には横で井戸端会議を眺めています。患者の会の会長さんなどの努力はそのようなさりげない触れ合いの場を作ってあげること、そういう空気を作ってあげることが大事じゃないかと思っています。

　近頃は殺伐とした時代ですが、昔の日本にはそんなお隣を大事にする文化があったはずです。私は医療の原点もそこにあるのではないか思います。

（三村和郎）

動機づけの良い患者とは

　波多江さんは病院は好きですか？実は私は子供の時は病院が大嫌いでした。中学2年まで毎春の尿検査にいつも引っ掛かり、病院で精密検査を受けなければならなければならなかったのが原因です。真っ黒に日焼けした腕白小僧も不安と緊張で、病院で精密検査を待つ間、がちがちになったものです。医師や看護師は優しく丁寧でしたが、あらためて尿を取られ、おなかのエコー検査や採血もあり"君は元気そうにしていても体が悪いんだ"といわれているようで、いやでたまらなかったのです。とりわけ我慢ならなかったのが採血。

　私の手は血管が浮かびにくいのか、何度も針を刺され、痛さで半べそをかいたこともありました。今でも採血となると、ぞっとします。

　精密検査の結果は、いつも治療が必要というまでではなかったのですが"自分は病気だ"という不安をぬぐうことはずっとできませんでした。私は父が医者だった影響で、幼い時から医師になりたいと思っていました。ただ医師は心身ともに健全でないとなれないと信じていました。だから精密検査を受けるたびに、自分は病気で医師にはなれないんだと思い、沈んだ気持ちになったものです。それが病院嫌いを強めました。幸い中3から尿検査に引っ掛からなくなり、病院嫌いも薄れ、今、医師として働いているわけです。

　糖尿病の患者さんも目がかすんできたとか、体重がどんどん減っているといった体の異常に不安を感じて通院されています。私は子供時代の尿検査の経験や2009年にリンパ腫で入院したことから、患者さんの気持ちがわかる医者のつもりです。

　治療には①医療者が主体に取り組む②患者と医療者が共同で取り組む、の2タイプがあります。糖尿病の治療は②のほうです。私は患者さんの不安を考えると、患者さんを叱るようなことはできません。ところが一緒に治療をしていくと状態がよくなって不安な思いが薄れ、治療に対する自覚を欠いてしまう患者さんもいます。さすがに私も叱ります。こんな患者さんを医療界では"動機づけの悪い患者"といいます。なんとなくさびしい響きがあります。

(三村和郎)

動機づけの良い患者とは

　三村先生と違って、私は子供のころから病院が大好きでした。とくにかかりつけ病院と、いつものお医者さんが。診療室の入口にある白いホーローの洗面器から立ち上る消毒薬の匂い。長い白衣に象牙の聴診器を下げたかかりつけのお医者さんに"どうしましたかな"といわれると、それだけで半分は治った気分です。ガラスのアンプルをハート形のやすりで切って、指先でポンとはじいて注射針で液を吸い上げる魔術師のような手つきに見とれます。病院の待合室には病んだ人たちが静かに椅子にもたれていて、あたりに漂う忍耐強い柔らかな雰囲気に、体の弱い私は心安らぐのでした。持って行った"赤毛のアン"を読みながら診察の順番を待っている時間は至福のひとときでした。腕白小僧の三村少年が、検査を待つ間、不安と緊張のあまり固まっているのとは対照的ですね。

　たぶん私は"動機づけの良い患者"だと思います。糖尿病の検査は、毎月間違いなく受けますし、合併症の定期検査も欠かしません。医師の指示は真面目に守ります。しかし、動機づけがよい割に、結果はあまり良くないのが残念です。かかりつけのクリニックでは結果が出せないことを叱られたことはないのですが、初めての病院では、たまに"あんた、もうすぐ倒れるよ""このままじゃ、早死にするよ"と脅かされることもあります。確かにその通りなのでしょうが、"わかっとるワイ"とむくれた私はその病院には二度と行きません。信頼関係が確立した医師からの注意は素直に受け入れられるのですが。

（波多江伸子）

手足の先の神経障害

"働けど働けどわが暮らし楽にならざり　じっと手を見る"と詠んだのは歌人石川啄木ですが、血糖コントロールに苦労する私は"じっと足を見る"毎日です。

糖尿病患者はフットケアが大切だといわれます。合併症の末梢神経障害で、足の感覚が鈍くなり、けがをしてもやけどをしても気がつかないことがあるからです。足の裏から指の間まで、自分の目でよく観察し、水虫でも靴ずれでも早めに手当てをします。ちょっとしたキズから潰瘍になって、褥瘡のようにあっという間に深く広がり、どうしようもなくて足を切断することもあると聞きます。歌手の村田英雄さんも糖尿病を患い、晩年は足を切断して車いすでステージに立っておられましたよね。

糖尿病の3大合併症といえば、患者の40％が発症するという末梢神経障害、進行すると人工透析が必要となる腎症、それから失明することもある糖尿病網膜症。どれも、生きる上での大きな障壁となるつらい合併症です。

動脈硬化も健康な人より早く進むので、心筋梗塞など太い血管の病気にも気をつけなくてはなりません。ついこないだも、心臓の冠動脈検査をしました。動脈硬化の程度を見るため定期的に超音波で頸動脈検査もします。手足の神経伝導検査も腎機能の検査も、網膜症の早期発見のため眼科での眼底検査も半年に1度はしています。検査と治療に追われる人生です。このころは、加齢と相まって関節の痛みや筋力低下も気になるところ。寝たきりにならないように、そろそろ予防のロコモ体操を始めようかなと思っています。いえ、本気。糖尿病患者は健康な人より10年早く歳を取るといわれていますからね。

（波多江伸子）

手足の先の神経障害

　ちょうど退院して半年の10月に入った、小雨交じりの少し肌寒いかなという日にジョギングをしていて、末梢神経障害のつらさに気づきました。"グローブ アンド ストッキング"型神経障害という手足の先に起こる神経障害です。手足の先が"雨"が当たっても痛い。風が当たっても痛いのです。気温が下がってきたことが引き金になったと考えられます。

　この障害は糖尿病の代表的合併症ですが、糖尿病でない私の場合は、その半年前に受けた化学療法剤が原因に違いありません。真っ赤な特有の毒々しいくらいな色の薬剤なのですごい印象があります。でも、薬の副作用なんて病気がよくなるであれば全然構いません。びっくりは、副作用による末梢神経障害が半年も過ぎてひどくなったことでした。

　手足の先がジーンとして厚ぼったい感じで感覚が鈍くなります。と、思うと道路の凸凹を踏むだけで痛いときもあります。寒いと手先が思うように動かず、細かい作業ができません。趣味である釣りの仕掛けがうまく作れずもどかしい思いをすることもあります。冷え性の女性が"寒くなると足先が冷たい"と訴えていますが、それと同じことが自分にも起きます。一方で、夜間に足がやたらほてることもあります。ひどい場合は足があまりにも熱くなって、布団から出さないと寝られないほどです。

　というわけでこの2年間で、手足の感覚を何とか戻そうとつい手と手で、足と足で無意識に"もみもみ"することが当たり前になってしまいました。正直なところ、私は自分が末梢神経障害に見舞われる前は、その不快さをあまり重大に感じていませんでした。それが今は、これに悩む糖尿病患者さんの気持ちや訴えがよくわかります。

　でも私の場合、相手がわかったので対応は簡単です。気にしないこと、血流を良くするように運動をいつものように続けること、お酒を減らすこと、煙草を減らすことをしています。副作用は時間がたてばよくなります。病気をすることは病気の方の感覚、気持ちが本当によくわかります。近頃思うのですが、医者は病気をしたほうがいいのかな？？とかね。　　（三村和郎）

　三村和郎の神経障害の後日談：もう6年たつのですが、この神経障害はちっともよくなりません。相変わらず両方の正中神経領域のしびれ、足のしびれ、冷えも入院中と同じです。少しは改善するのかなと思っていましたがしつこい！！やはり化学療法剤は"細胞毒"なのでしょう。もう一つ、神経障害で2ヵ月前に左目の滑車神経障害が起こり右斜めを見るとものが2つに見える眼球運動障害が起きました。これでは車が運転できないとビタミン剤と血液をサラサラにする薬を必死で飲んでいたら2ヵ月で治りました。不思議です。

Ⅳ. 合併症の話

糖尿病網膜症の症状と患者心理

　糖尿病と診断されて28年。毎年1度、眼科できっちり眼底検査を受けてきました。今は半年に1度です。合併症の糖尿病性網膜症は早めに治療をすれば失明することはないそうですから。生活態度はルーズなのに、糖尿病の検査やがん検診などには神経質なほど几帳面です。年金手帳はどこかに紛れてしまいましたが、お薬手帳や眼科用手帳はいつも引き出しの定位置にあります。最近は血糖コントロールが悪いので、3ヵ月ごとに眼科に通わなくちゃいけないのです。いつ網膜症の兆候が出ても不思議ではない高血糖状態ですからね。検査はやぶさかではないのですが、眼底検査を受けた日は目がおかしくなって仕事にならないのが困ります（経験）。

　人間ドックでの眼底カメラは技師さんが暗室で撮影しますが、眼科では瞳孔を開かせる「散瞳薬」を点眼して医師があらゆる角度から直接眼の奥を調べます。瞳孔が開くのを待つこと20分。暗い診察室では目玉を180度全方向に動かしながら強い光を当てて網膜や視神経の入り口を子細に診察してもらいます。網膜症だけでなく白内障や緑内障などもわかりますし、意外なことに、網膜の様子から脳血管の動脈硬化や脳腫瘍・白血病なども推測できるのだとか。ありがたいことに、長い糖尿病歴のわりには私の目の奥はきれいだといわれます。眼の手帳に卵の黄身のような眼底写真を貼ってもらい、毎回「異常なし」の所見をお土産に、安心して帰宅します。が、瞳孔が開いているので、帰りは、サングラスをかけなければまぶしくて歩けません。夏の昼間は、あたり一面が真っ白にギラギラ輝き異次元の世界に迷い込んだみたい。運転を誤るので眼底検査を受けるときは車で行かないほうがいいですよ。

（波多江伸子）

糖尿病網膜症の症状と患者心理

　網膜とはカメラのフイルムだと思ってください。光を感じる最も大事なフイルムはカメラの一番奥にあります。網膜症は網膜の血管の流れがよどんだり、詰まったり、決壊（出血）したりして起こる合併症です。川の流れと同様です。曲がりくねった川は決壊しやすいでしょうし、ごみが淀みやすくごみで詰まることだってあるでしょう。さらに糖尿病は血液の中にお砂糖がいっぱい流れているようなものですからね（どろんとした蜂蜜が流れているのをイメージしていただければわかりやすいでしょう）。

　網膜症の症状は一般的に、過去1ないし2ヵ月の平均的な血糖値を反映するHbA1c値が正常値よりも高い時期が5ないし10年ぐらい続いてから起きます。最初の症状はごくわずかな出血で、その後、網膜が"むくむ"とレースのカーテンが1枚、1枚かかってくるように目がかすんできたり、視界が狭くなったり、暗くなってきたりします。"真綿で首を絞められるよう"に進行していきますので、患者さんにとっては本当に喉に何かつっかえたものがあるように感じてしまう辛いものです。じわじわと進行しますが、大量出血するとあっという間に視力が奪われてしまいます。網膜症は眼底カメラ、蛍光眼底造影などで診断し、治療法を決定します。そして必要なら光凝固法（俗にいうレーザー治療）を行います。レーザー光線で決壊しそうな網膜血管を"ジュー"と焼いて出血を食い止めたり、網膜のむくみを取ったりする治療です。

　レーザー治療は患者さんの感じる症状を必ずしも直接に解消してくれる治療でなく、時には治療後一時的ですが、かすみがひどくなる場合もあります。皆さん治療の効果を期待して治療を受けるのですが思ったような効果が得られないことも少なからずあります。レーザー治療はこれ以上進めないように、網膜症の進行を止めるのが目的だからです。物を見るという機能は黄斑部という目の中心部が一手に引き受けています。レーザー治療はここを守るための処置です。そのために周辺部分の網膜機能を犠牲にすることがあります。具体的には明るい、暗いを瞬時に識別する能力や、視野の広さを確保する機能、色を識別する機能などを犠牲にするのです。治療が不安な方は経験者に聞いてみてください。

　治療を受けた患者さんは突然明るいところに出ると、明るさに慣れるまで時間がかかるようになります。（波多江さんが散瞳薬で感じたことと同じような結果になります）。逆にトンネルに入ると暗さに慣れるまで時間がかかり、しばらくは前がよく見えません。これも結構つらい！　高速道路のトンネルが怖くなります。

　でも断言します。レーザー治療は、お手上げだった網膜症治療の救世主。だって、かつてなら失明していたのですから。網膜症は失明原因の1位だったのですが、レーザー治療の確立で最近、1位の座は緑内障に譲っています。

（三村和郎）

仕事優先して合併症が悪化

　糖尿病と診断されて28年経ちました。幸い、今のところ大きな合併症はありませんがHbA1cが8％台というヤバイ状態が4〜5年も続いているので、そろそろ何か出てくるのではないかとビクビクしながら暮らしています。高血糖状態が長く続くといつの間にか血管や神経が蝕まれ、特に目や腎臓や末梢神経に障害が起こりやすくなります。

　糖尿病網膜症、腎症、神経障害の3大合併症恐ろしさについては、糖尿病と診断された時点で、医師や看護師さんからさんざん脅かされますので患者はみんなわかっているはずです。

　ところがです。"網膜症が進行すると失明しますよ" といわれて当初はビックリしても、日々の忙しさの中で忘れてしまい、自分はきっと網膜症とやらにはならないだろうと、都合よく楽観的な気分になってしまうのです。なぜかというと、今はちゃんと見えているし、何の不自由も感じないからです。だから、進んで半年に一度、定期的に眼科へ行って眼底検査を受ける患者はよほど用心深いタイプ。糖尿病腎症もタンパク尿を放置していると、最終的には腎不全で人工透析を受けるようになるのですが、そんな大ごとは自分の身には起こらないと根拠なく信じています。

　私は自由業なので、体調の悪いときは仕事を入れません。スケジュールを調整して必要な検査や治療はきっちり受けるようにしています。でも、これが第一線の営業マンだったりすると、私のように3食ちゃんと食事をしたり、糖尿病患者だと公言して人前でインスリン注射を打ったりすることはできないかもしれません。気兼ねなく治療や検査を最優先できる私はきっと恵まれた環境にあるのでしょうね。おまけに生来の臆病者で検査好きです。タンパク尿なんて出ていなくても、かかりつけ医に "先生、もしかして腎症一歩手前かもしれませんから、検査してください" と頼み込みます。"大丈夫。腎臓、立派なものです" といわれて、やっと安心するような用心深さで、私、ここまで無事に持ちこたえてきたのかもしれません。　　（波多江伸子）

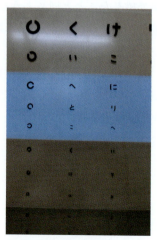

図6　万国視力測定表

仕事優先して合併症が悪化

　合併症の思い出話をします。もう10年ぐらい前のことでしょう。題して"切ない気持ち"。先週末、K町の彼の奥様から電話がありました。内容は「主人は、本当は眼がかなり不自由になっていると思います。私にはいいませんが本人は仕事も3月でやめようと整理をつけているようです。心配です。これ以上悪くならないように入院を勧めてください。私がいってもいつもうるさいと怒られます。先生のいうことは聞きます。ぜひ入院を勧めてください」と。

　彼は糖尿病発症から20年は経っています。私の赴任からの患者さんで10年近く付き合っていた2型糖尿病患者です。インスリンの3～4回注射でHbA1c値は以前はめちゃくちゃでしたが近頃6～7%台です。国内乗用車のデーラーの売れっ子セールスマンです。売り上げはいつも会社の1—2番を争います。ですからお客さんの都合でかなり不規則な生活をしています。月曜日から金曜日まで自宅では（私と違い）まったくお酒に手をつけなく、休みに"べろべろ"になるくらい飲みます（そしてこのとき低血糖発作を頻発します）。

　今日のHbA1cは6.9%でした。彼は視力の低下を感じ、かかりつけのF大学病院眼科に入院の相談をしてきたそうです。「血糖コントロールが悪いと手術も大変ですから入院をしましょうよ」と持ちかけました。以前の彼は「仕事が忙しいので入院なんて絶対にだめです」としか返事しませんでした。これまでの入院は低血糖発作です。血糖が戻り、目が覚めると"こんなことで先生に恥を書かかせるな"と奥様を叱っていました。その頑固者に入院を勧めました。「ええ、手術があるかもしれないのでお願いします」。意外な返事で、思わず「どうして」と質問しました。実は、私も彼の眼の調子がおかしいと感じたのは数ヵ月前からです。病院受診の送り迎えが奥様になりました。奥様に聞くと近頃、車をあまり運転しなくなり、仕事の送り迎えを頼むようになったそうです。立て続けに質問しました「朝刊は朝、必ず読みますか？」、「近頃はあんまり…」、「テレビは見ますか？」。

　彼は職場検診を長年当院で受けています。「視力はいくつありますか」。「0.7ですよ」。いや、おかしい。いろいろやり取りするうちにやっと本当のことを教えてくれました。「先生！！　実は視力検査の表は覚えていますもの。暗記しています」。暗記していたからいつも視力は0.7だったのか。彼の会社の就業規定の最低視力は0.6でした。だから検診での視力はいつも0.7です。実は数年前から視力はかなり低下していたそうです。仕事も、家族も支えるために答える答えは"視力は0.7"です。そして彼は53歳の希望退職募集の3月31日を待っていたのです。だから52歳をすぎたのでやっと事実を教えてくれました。車の販売の仕事はできないと退職を決心したのでしょう。

　病気をわかっていても仕事中心で治療中心になれない環境の方もいらっしゃいます。彼に私達はもっと早く何かできなかったのかと思います。波多江さん、臆病ものは頑張れます。

　彼は奥様と、数か月有給が残っているのでそれを使って少し楽をしたいと考えたようです。そして退職金をご家族、子供さんに残したかったようです。彼は家族のために一生懸命だったのです。

（三村和郎）

IV. 合併症の話

腎症で食事療法が変化

　血糖コントロールのために入院した病院で、同じ糖尿病患者なのに、揚げ物にお菓子までついた豪華な食事をしている人がいました。私のトレーには、菜っ葉の煮浸しにボイルした魚、麩と三つ葉のすまし汁に大根おろしという、はかなげな食べ物しか乗っていません。羨ましそうな視線を感じたのでしょうか、その人がいいました。

　「私、もうすぐ、透析始めるの。慢性腎不全だから」「じゃあ、それは腎臓食？」「そう。低塩・低たんぱく・高カロリー。揚げ物も甘いものも、もうウンザリ」。血液透析になるとたんぱく質のほかにカリウムやリンを含む食べ物も避けなくてはなりません。肉や魚、果物や生野菜、牛乳やヨーグルトまでも制限され、食事の幅がどんどん狭まります。1日の摂取エネルギーさえ守れば何でも食べられる普通の糖尿病食のほうがまだ楽です。水もほんのぽっちりしか飲めないし、つらいですよね。羨ましがったりしてごめんなさい。

　近年、糖尿病性腎症から人工透析へと移行する人が増えています。新たに透析を始める人の半数近くが糖尿病患者だそうです。神経障害・網膜症・腎症という糖尿病の三大合併症の中でも透析予備軍の腎症は大変ですよ。人工透析には血液透析と腹膜透析とがあります。血液透析は週に3日、病院の透析用ベッドに横になり人工腎臓で血液をきれいにします。最低5時間はベッドの上。腹膜透析は自分の腹膜をフィルターにして老廃物を取り除きます。1日4回透析液のバッグ交換をしなくてはなりませんが、自宅でできます。2型糖尿病から透析患者になった人のほとんどが透析ライフについて無知だったそうです。わかっていれば気のつけようもありますからね。知りましょうよ。

（波多江伸子）

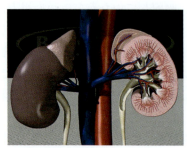

図7　腎臓のシェーマ
腎臓は私たちの腰の部分に2個あります。

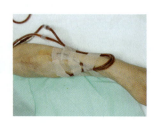

図8　こわい透析のルートと機械

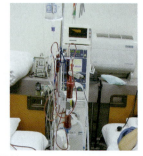

Ⅳ. 合併症の話

腎症で食事療法が変化

　糖尿病患者さんがなりたくないもの上位3は透析、失明、壊疽でしょう。では透析を招きかねない糖尿病腎症がどういう病気でどんな仕組みで起きるのでしょうか。

　まず腎臓の説明をしましょう。腎臓は、体にとって有害なもの、余分なものを、血液から取り出して尿として体外に捨てます。水や糖分は体に必要ではありますが、多すぎるとやはり有害になるため、必要以上の余分は捨てるのです。このように体のバランスも考慮して"捨てるもの、残すもの"を選別する高度な働きを果たしているのが腎臓です。"肝腎"という言葉があることからわかるようにとても大事な臓器です。

　形はソラマメみたいで大きさは大人の握りこぶし程度。腰の所に2個あるのはご存知ですね。腎臓は体の老廃物を体の外に出して、体に大事な物質はきちんと体に取っておくのが仕事です。腎臓の仕事はキッチンのごみ受けで説明できます。ごみ受けはごみを排水管に流さないようにして排水管を詰まらせないような仕事をしています。腎臓も一緒で体に大事なもの（栄養素、たんぱく質）などは流れないようにし、体に必要のない老廃物、害になる物質は流して捨ててしまいます。

　腎症になるのは、腎臓にはたくさんの毛細血管が集まっているからです。糖尿病によって蜂蜜のような、どろっとした血液が毛細血管を流れると、毛細血管のあちこちに問題が起きて腎症になってしまうのです。初期の糖尿病腎症の診断は尿中微量アルブミンというたんぱく質を測ることから始まります。アルブミンは体に大事なたんぱく質の中で最も分子量（大きさ）が小さなたんぱく質です。糖尿病が悪くなると体に大事な物質がおしっこに漏れ出はじめます。腎臓の力が次第に衰えてきている証拠です。その後、反対に体に有害な物質がたまりはじめます。

　腎症になって"選別工場"の能力が落ちるとカロリーがある栄養素など本来は残すべきものを体外に捨てたり、有害な物質など捨てるべきものを残したりするようになります。例えば尿素窒素やクレアチニンといった有害な物質をきちんと体外に捨てることができなくなります。このため、尿素窒素やクレアチニンの源であるたんぱく質を控えめにする必要が生じ、食事療法の内容を変えなければなりません。つまりはたんぱく質の摂取量を制限する分、1日の摂取カロリーは今までどおりに維持しなければならないのですから、炭水化物や脂肪を増やすことになり、これまで比較的少なめだったお菓子や、揚げ物などが食べられるようになります。この食事療法の変化に"ううん、本当にいいのかな？"と戸惑う患者さんは多いのです。

　そして"食事が変わったら、透析が間近ですよ"といった声が耳に入り、落ち込んでしまう患者さんもおられます。でも実際はまだ大丈夫です。簡単に透析になることはありません。導入を伸ばそうと思ったら、新しい食事療法をしっかり守る（受け入れると言ったほうが良い？？）ことが前提です。波多江さんの導入の文章はなんてすごい観察眼なのでしょう。本当にそうなのです。

（三村和郎）

糖尿病とうつ

　糖尿病患者の3割は、うつを併発しているといわれます。うつ状態になると血糖状態も悪化し、なかなか改善しないのだとか。
　私も、その3割の一人で、この5年間、精神科で治療を受けています。その間、ずっとHbA1cが8％以上でした。一時は9％を超えていたこともあります。なんとかしなければ、と気に病んで自分なりに努力はするのですが、一向に血糖値は改善しません。「どうしよう、このままでは合併症が出てしまう」と焦って、食事を抜いて低血糖になり、お菓子を山ほど食べて今度は高血糖になり‥と悪循環の輪にはまっていきました。いつもお腹の具合が悪くて、便秘や吐き気に悩まされていました。うつ状態と血糖コントロール不良は相関関係にあるようです。

■不安でイライラして億劫で

　私は根がおしゃべりで活動的な人間です。そんな性格でもうつ病になるなんて不思議ですが、これは、お笑い芸人でも、スポーツ選手でも、だれでもかかる病気みたいです。脳の中の「元気の素」が減ってくると、生活するためのエネルギーが低下してこれまで簡単にできていたことが面倒になります。仕事の電話をかけること、着替えて買い物に出かけること‥そんな日常のささいな行動がとても大仕事のように感じられるのです。神経か筋肉の重大な病気になったのではないかと心配になるほど脱力感で手足に力が入りません。じっとしていられないような焦燥感にも悩まされました。身体なのか心なのか発生源のはっきりしないイライラ感のせいで、ものごとを最後までやりとげる根気が続きません。決断力が落ちて迷ってばかりいます。こうして体験してみると、うつ病は心の病いというより脳の不調ですよね。脳という、心と身体の総合司令塔のバッテリーが切れかかって機能低下している感じです。
　私は、てっきり自分が認知症と神経難病の両方に罹ったと思いました。身体中の力が抜けて洗濯物一枚干すのが大仕事でしたから。足が動かないので信号を渡りきれない。それなのに不安でじっとしていられず檻の中の動物のように部屋をうろうろしていました。切れかかった蛍光灯のように記憶も戻ったり消えたり。キャッシュカードの暗証番号が思い出せず何日もお金が下ろせずに困ったこともありました。いちばん辛かったのはインスリン注射でした。針を刺す決断がつかず、注射器を持ったまま10分も迷っていました。息をするのもおっくうになったとき、世話好きの友人がいいました。
　「アンタ、病院に行きなさいよ！うちのおばあちゃんを治してくれた先生。サバサバした、良い感じの女医さんよ」

友人の姑さんが、寝ついてしまって喋ることも食べることもせず、ぼうっとしてしまったとき、これは認知症ではなく老人性のうつだと診断して治療をしてくれた医師がベテランでとても上手だったというのです。おばあちゃんはすっかり治って、今ではカルチャーセンターやプール通いで忙しいのだそう。

「ならば、私も」と、行ってみると、白衣よりも割烹着が似合いそうな銀髪の小柄な女医さんが「あー、よう来たね」といった様子で出迎えてくれました。

そのトシコ先生が、大学の元医学部教授で、国際的にも高名な精神科医だと知ったのはだいぶ後のことです。仕事で一緒になる精神科医に、「今、うつで治療中なんですが、担当医から5年かかるといわれたのです。一般にそんなにかかるものですか？」と訊ねたときのことです。

「担当医って誰ですか？」

「トシコ先生という方ですが、ご存知ですか？」

彼は一瞬黙って、私をじーっと見ていいました。

「波多江さんは、考えられる限り最も良い医師にかかっているのですよ」

「へー、そうなんですか。トシコ先生って名医なんですか？」

「尊敬する大先輩です。私からも、よろしくお願いしておきましょう」

それから5年、トシコ先生の元に通っています。気がつくといつの間にか気力がよみがえり、モノトーンの世界に明るい色彩が戻ってきました。糖尿病だって大丈夫、やっていけるという自信もつきました。

昨日は久しぶりにトシコ先生の診察でした。何の問題もないので、「では」と帰ろうとすると「まあまあ、そう急がずに」と引きとめられ、世間話をして2ヵ月後の診察日を決めて帰った次第です。

■仕事を選ぶ自分なりの基準

発症当時、特に大きな問題を抱えていたわけではなかったのですが、ただ、とても忙しくて、自分の体力気力をはるかに超えた活動をしていました。

がん患者団体のネットワークの代表をしている私の周りはみんながん患者ばかり。過酷な治療をしながらも仕事や家族の世話やボランティア活動に頑張っている患者仲間と一緒に、福岡県内のがん患者団体をつないでいこうと考えました。患者のみならず、がん医療に携わる医師や看護師、ソーシャルワーカーも巻き込んで、教師としての仕事に加えて山のようなボランティアの仕事。慣れないチラシ作りや講演会のセッティング、がん患者どんたく隊の世話、患者団体のガイドブックづくり、患者集会、各地の患者会との交流、その間に悩める患者さんからの電話相談・・何でも、必死でやりました。がんばりすぎて燃え尽きそうでした。もう、なにもかもほとほといやになりました。私にばかり、なぜみんな相談をもちかけるの？としまいには腹が立ってきました。

私のもろもろの訴えを聞いた後、トシコ先生はいいました。「あなたがやらなくても、ものごとはそれなりに回っていくのよ。思い切って休んだら？」。うつ病治療には、休息と薬物と精神療法の3本柱がありますが、私は、薬を飲みながら極力仕事を減らして休養することにしました。

Ⅳ. 合併症の話

　でも、過労でうつになるほど忙しい最中に休みを取るのは、マラソンの途中で棄権するように難しいものです。いっそ、その場に倒れてしまえば、タンカを持った救急係が場外に運び出してくれますが、なまじ余力が残っていると、あとちょっと、あの木のところまで走ってみようなどと欲が出て、ずるずるとがんばってしまいます。あげく、「もう、ほとほと疲れました」と遺書を残して木の下で自殺するような最悪の事態を招きかねません。とりあえず緊急入院するほうが安全な場合もあるようです。

　うつ病が始まったころは、なにもかも全部やめたいと思いつめていた私ですが、薬が効きはじめると、抱え込んでいる仕事をこの機会に整理しようと考えるようになりました。整理するには自分なりの基準が必要です。

　私の仕事には有償のものと無償のものが入り混じっていて、その比率は3:7くらい。圧倒的にボランティア活動が多いのです。「そうだ、抗うつ剤もインスリン製剤も安くはないし、治療にお金がかかるから有償の仕事だけしよう」と決心したのですが、それがなかなかうまくいきません。皆さん私のことを、お坊さんとか牧師さんの仲間と誤解しておられるのか、通常のビジネスのようにあらかじめ報酬の話をされないのです。無償のつもりで引き受けたら、帰り際に「お布施」をいただくこともありますし、その逆もあります。交通費・宿泊費に加えてコシヒカリと漬物が送られてきたこともあります。またある時は、謝金代わりにと「幻の焼酎」をいただき、それで梅酒をこしらえてぜいたくな風味を楽しみました。

　講師や委員など役割のはっきりした仕事は誰かに代わってもらうことができますが、がんの患者さんの悩みを聞いたり、亡くなるその日までベッドのそばに付き添うといった役割を代わってくれるボランティアさんはおいそれとは見つかりません。無償の役割ほど代替不能で、しかも私自身の生きがいになっているのです。

　それで、有償無償に関係なく、新しい仕事は引き受けない、負担感が強いことはしない、という簡単なルールを決めて、1年間少しばかり休むことができました。　　　　　　　　（波多江伸子）

円形脱毛症

　うつ病の治療がはかどって、体調や気分が元に戻り始めた頃、抜け毛が多くなったのに気がつきました。髪を洗うと排水口が黒くなり、朝起きると、枕やシーツに髪の毛がたくさんついています。指先で頭を触ってみると、地肌がちょっとへこんで、つるつるぺたぺたしているところが何ヵ所かあります。何だか、おかしい・・。合わせ鏡で頭を調べた私は、四谷怪談のお岩さんのように「ひえ～っ」とのけぞって、手鏡を取り落としそうになりました。後ろ頭に二つ、てっぺんと側面にひとつずつ、丸く禿げた部分が四ヵ所もあったからです。猫を膝に載せてテレビを観ている連れ合いに、「もしかして、盛った？」と訊ねると、「うんにゃ」と上の空で答えます。確かに、お岩さんの旦那の伊右衛門さんと違い、うちの夫が私に毒を盛ったって良いことはなにもありません。

　近所の皮膚科に行くと、医師は「ははあ、典型的な円形脱毛症ですな」といいながら、私の髪を引っ張ります。円形脱毛症が進行しているときは、その周りの髪をそっと引いただけで簡単に何本も一緒に抜けるのだそうです。ステロイドの塗り薬を貰って帰る道々、「なんで、円形脱毛症になったんだろう？」と考え込みました。円形脱毛症は、従来のストレス説にくわえて、アレルギーや膠原病などの自己免疫疾患、私のような甲状腺疾患や糖尿病などの内分泌系のトラブルも原因だといわれています。

　若い頃は、髪が多くて硬いのが悩みの種で、女友達のさらさらと風になびく絹糸のような長い髪がうらやましくてなりませんでした。でも、うっとうしいくらい多かったはずの髪の毛が加齢と共に半分以下に減り、女性用育毛剤の通販カタログをじっと眺める日々でした。そこへもって来ての、初めての円形脱毛症体験はとてもショックでした。毎日、髪をかき分けて鏡とにらめっこし、シャンプーを変え、いろんな薬を試しましたがいっこうに改善のきざしがありません。そのうち、帽子やウイッグで隠していればいいや、とあきらめの境地になり、鏡を見るのをやめたら、いつの間にか髪が生えていました。つまり、ふつうの円形脱毛に関しては、焦らず、のんびり自然治癒を待つのが正解みたいですよ。生えそろうまで8ヵ月かかりましたけど。

（波多江伸子）

IV. 合併症の話

合併症出始めるとうつも

■私もうつについていろいろ考えました

　私はもう6年を過ぎましたが半年も入院する重病を患いました。隔離病室にずっと一人です。なかなかの経験でした。そこで思ったのですが、慢性の病気も、急性の病気も自分の健康状態を受け入れるには勇気と時間が必要だと思います。

　退院して体調が整った時期に1型糖尿病の患者さんの会がありました。その時私は自分の病気に照らし合わせて集まった1型糖尿病のみんなに"皆さんは自分の病気を認めていますか"と問いかけています。退院してまだ2ヵ月でしたので私自身、病気の治療の必要性は認めざるを得なかったが、いまだに自分の病気を認めていないと書いています。さらに、自分の健康状態にいろいろの思いはあるが、ふっと気づくと気持ちは原点に戻っています。しかもその時の体調で気持ちは揺れ動きます。退院時主治医の先生から"完全寛解"のお墨付きとほぼ75％の5年生存率との説明で退院しましたが、当時の気持ちは私も根っからの活発、快活、楽天的なおじさんですが、本当に調子がいい時は絶対に自分は75％の部類に入っていると考えるのですが、体調が思わしくないときには本当は25％の確率に入っているのではないだろうかとどっと落ち込みました。しかもそういった気持になるのは治療中ではなくて治療中断中、退院後がひどい状態になりました。何せ治療中は治療に耐え、副作用との戦いですのでそういった余裕はほとんどなかったからです。そう、治療がないとぽっかりと心のエアーポケットに入りこむように感じました。同様にその気持ちは始終反復しました。気持ちの臆病さは懲役囚の仮出所のようなもので完全な心のひきこもり状態ですべてをネガティブに考えていました。

■らせん階段

　その時の言い回しではまるで"らせん階段"のようにぐるぐる回っているようだと表現しています。そしてそれは半年過ぎた時期に"ただ、治療が始まったときの認めない気持ちと今の認めない気持ちは微妙に違う。らせん階段を上っているようであるが少しずつでも上に上っていると感じられたらそれでいい"と書いています。時間と勇気が必要なんだと感じていました。私が入院していた病院の主治医は"三村先生　2年間は再発しないでくださいね。現在使えるありとあらゆる薬を使ったので2年以内では新しい薬はまだないかもしれないですから、それ以降は新しいタイプの薬が治験中ですので使えるようになりますよ。何せ短期の再発は抗生物質の耐性菌が首をもたげたようなものだからね"。グーと重苦しい石を抱えたような気持ちになりました。

■体験談の講演会

　その気持ちが少し変化したのは2年半くらいたった時期です。私の入院していた病院は毎年患者さんと治療にかかわった医師、看護師の体験談を語る会があります。それは再発もなく、精神的にも落ち着いた患者さんが体験談を話します。再来で受診したときポスターが貼ってあるので気づいていまして"なんて勇気のある患者さんなのだろう"と思ったものです。その時期は再発の恐怖感がまだあり、らせん階段をグルグルの状態で疲れると心も体もぐったりしていました。しかも頑張る勘どころがいま一歩わからず、頑張りすぎた直後より数日たって影響が出ていました。そんなある日、主治医の先生から"うちの病院の講演会で発表してくれませ

んか"と相談を受けました。そしてもう2年半たったのでまず再発の確率もかなりなくなってきたろうし、先生の本を読んで先生が精神的にも肉体的にも回復したと感じますのでお誘いしようと決めたんですよ、といわれました。確かにちょうど半年前に本を書きましたので吹っ切れたのだろうなと考えられたのでしょう。この提案は私の気持ちをかなり明るくしましたし気持ちのらせん階段もポジティブな部分が増えたように思います。この講演の準備は結構楽しいものでした。ただハッと気づいたのは講演の2週間前に定期受診の予定が入っていました。再燃したらどういう講演をしたらいいのだろうと慌てたのも、あれからまた3年経ちましたので笑ってしまうエピソードになってしまいました。

■糖尿病患者さんはなぜうつ病になりやすいの

さて、うつと糖尿病に移ります。糖尿病患者さんはうつになりやすく、また反対にうつであると糖尿病が進みやすいことがわかっています。そして2つの病気を併発するとどちらの治療も困難になります。躁うつ病を診療している先生と話をしたことがありますが、精神科医としては"太ること"は診療している側からは病状が安定していると判断し安心するそうです。なぜならやせてくると精神状態が不安定になるため想定外の精神状態、症状が起こることがあるので要注意です。俗に言う"食べ物が喉も通らないくらい悩んでいるから"精神科医は痩せると考えるのです。糖尿病医はハラハラするのですが…。

考えればそうですね。精神科医は精神疾患を治しているのであって、糖尿病を治しているのではないですものね。また糖尿病専門医も反対に糖尿病は生活習慣病なのだから生活環境、その方のすべての生活環境を診てあげなくちゃと思っても外来の長い列をみたら心の病に内科医は引いてしまいます。ただ、やはり糖尿病発症は過食が原因のことが多い印象があります。ですのでうつ病が治ったら糖尿病治療薬の服用もいらなくなったという方もいます。

では、なぜ糖尿病患者さんがうつになりやすいのでしょう。糖尿病患者さんはいろいろのストレスを抱えています。一般的にうつを発症するのは病気に対する不安や治療、合併症のストレスが大きいと思います。そして糖尿病の発症原因は生活習慣ですので、食事、運動、生活リズムの制約が大きくなります。痛くもかゆくもない時期に"ああしなさい、こうしなさい"と(おせっか)いわれるのはかなりのストレスです。自分が糖尿病であることはわかっているけども、自分と同じ食生活、運動不足、お酒もたらふく飲んで、焼き鳥をおいしそうに食べている同僚を横目で見たらいやですよね。しかもかなり頑張ったつもりなのに結果が伴わず外来で叱られるのもストレスですよね。私は外来では患者さんを叱りません。何かしら改善点を探してあげて次回もっとよくなるようにと話をします。仮に悪くなっていたら患者さんにどうして悪くなったのかを考えてもらいます。原因がわかれば対策だって簡単です。よくなったら当然"今日はスキップして帰ってください"とか、"今日はごほうび日で少し食べてもいいですよ"などといってあげます。

■受け入れ

生活習慣が大きくかかわる2型糖尿病は以前の自分を変える勇気が必要で、多くが発症に理由がない1型糖尿病、悪性新生物を持った患者は以前に戻る勇気が必要です。少し話を戻しますが、こんなことを感じるようになるには退院して3ヵ月くらいかかりました。合併症が進んできたり、治療にインスリン治療が必要になった糖尿病患者さんも自分がそんな状態にあるな

んて端から感じていない方が大部分です。そうなって初めて事の重大さを思い知らされるようです。特に定期検査を受けていない（自分の糖尿病の状態がそんなに悪いとは思ってもいませんから当然検査を受けません）患者さんは心の準備がありませんから、なおさらです。

■食事療法のストレス

それと食事療法が大きいと思います。食事は人間の根源的欲望です。血糖値が高い、太っているというだけで食事制限がはいったりします。しかし長年体にしみこんだ食生活のリズムや嗜好は簡単には変わるものではありません。同じように思春期に入った１型糖尿病（特に女性です）もうつになりやすいです。この症状は拒食症、過食症という形で症状を表すことが多いです。インスリンを打っていると自然に体重が増えてきます。成長が止まった思春期の患者さんが成長期と同じ量を食べると当然太ります。また、この時期は単純糖質がたっぷりのスイーツ類をみんなとワイワイさわぎながら食べることは女の子は大好きです。学校帰りにみんなの輪に入れないのです。そうすると反動が拒食症、過食症という形で表れてきます。突然ガーとダメだといわれたスイーツなどを食べて、そしてトイレで吐いてしまうのです。当然血糖値はシーソーのように上下しますので検査結果は悲惨です。

■きっかけと病態、体質

でも、このような原因があるうつ病の解釈は簡単です。うつ病の発症原因は"きっかけ"と"病態"、"体質"のバランスの崩れです。うつ病になりやすい体質を持った人があるきっかけで発症するのです。きっかけは"心の疲れ"です。事故や失敗や過労や時には失恋なんてあるかもしれません。あるいはおめでたいことであるはずの昇進、結婚、出産だって"心の疲れ"を起こしますので、うつ病発症のきっかけになり得ます。ひとつの事象は受け取る側の"資質"、"病態"、"体質"が大きく影響するのです。それは手のひらを手の甲から眺めるか手の内側の方向から眺めるかの違いです。例えば血糖値が上がってきたのを健診で知ったとします。特定保健指導はまさしくメタボなあなたに"おせっかい"を焼きます。あなたのメタボな体質を保健指導は修正するように"おせっかい"を焼くのです。その指摘を体質改善のきっかけにするのか、その指導を苦にして指導拒否になってしまうのかがその方の心の持ちようで全く違った方向に進んでしまいます。

■うつの"心の症状"と"体の症状"

医学的にうつ病には"心の症状"と"体の症状"があるとされています。"心の症状"はまさしく"強い抑うつ感"です。気がめいる、なんとなくやる気が起きない、すべてが面倒くさく感じるとかいう症状です。この心の症状は本人、家族が気づけば比較的対応は簡単です。心療内科などを受診していただけばいいのですから！。

一方、うつ病には"心の症状"以外に"身体の症状"が強く出ることがあります。具体的には睡眠障害があります。なかなか寝つけない、反対に早朝に目が覚めるとか胃が痛かったり、吐き気がしたり、体重が落ちたり、変に増えたりとかの消化器症状も多いです。このような"身体の症状"が厄介なのは医学用語で"不定愁訴"と呼ばれ、多岐の症状があり受診される診療科も睡眠障害だったら内科、消化器症状だったら消化器内科、目の症状だったら眼科…。検査をしても異常がありません。このためうつ病と診断されず対症的治療にとどまり、本質的な治療がなされず、患者さんは心の袋小路に入ってしまいます。しかも、うつ病の治療の基本はし

りをひっぱたいたりしないことですが、往々にして私たちは思わず"頑張れ"と励ましたり、激励したりしてしまいます。本人、家族、かかった先生がそこのところに気づいてくれたらば解決は早いのですがね。

(三村和郎)

Ⅳ. 合併症の話

今年は身軽にいきたいです

　読者の皆さま、相棒の三村先生、年末年始はいかがお過ごしでしたか？最近、年のせいか趣味も和風になった私たち夫婦、日本昔話のおじいさんとおばあさんのように富士山を仰いで新年を迎えたいと、カチカチ山と富士五湖めぐりのツアーに参加したのですよ。河口湖の遊覧船から眺める、うっすらと雪を帯びて輝く富士の高嶺の美しかったこと。まあ、それは良かったのですが、宿に着いて荷を解いてびっくり。中には見慣れぬ衣類がきちんと畳まれて詰まっているではありませんか。ババシャツや膝サポーター、使い捨てのカイロなどごちゃごちゃ放り込んだ私のあのスーツケースはどこへいったのでしょう。どうやら静岡空港で、同型同色の荷物と取り違えたらしいということで、他人様のものはすぐに静岡空港へ送り返したのですが、私の荷物の方は福岡空港に戻ってしまいました。それで3日間、着の身着のままで過ごすことに。ところが、これが、とても気楽で快適だったのです。インスリン注射や甲状腺ホルモン薬といった大切な薬はいつもバッグに入れていますし、財布も持っています。ホテルにはタオルや浴衣も準備されています。冬なので着替えなんていらないのです。温泉に入ってストレッチ体操をすればカイロもサポーターも不要。大荷物を引きずって歩いていたこれまでの旅行は、一体なんだったのでしょう。そう思って家の中を見回すと、一生使うこともなさそうな品物に囲まれて暮らしています。仕事もボランティアも、背負いすぎ。旅も人生も荷は軽いほうがいいです。というわけで、今年の目標は、重荷になることは引き受けない、お腹のぜい肉を取って身軽になることです。

（波多江伸子）

今年は身軽にいきたいです

　読者の皆さま、波多江さん、明けましておめでとうございます。年末、年始を私は故郷の熊本で過ごしました。11月から天候が不順で釣りができませんでしたので今年の釣りの投了をと、故郷に竿を一本持って行きました（家内は私がわざわざ熊本まで竿を持っていくのを"根性ものやね"といっていました）。熊本市内の江津湖での川釣りです。目指すはハヤ（ハエ）、フナ、コイ。海釣りのように重量系の仕掛けではなく、川釣りは渓流釣りと同じように軽い仕掛けでさりげなく魚を誘いました。ところがこれがなかなか釣れません。そんなとき、そばで釣りをしていた丸刈りで目がクリクリした賢そうな小学生の男の子が「おじさん、そこではオジサンの影が水面に映ってるので魚が気づいて釣れないよ」と教えてくれたのです。彼は、どこで釣ればいいのか場所をアドバイスしてくれ、釣り方の助言もしてくれました。そして、その通りにすると、5〜10cm程度のハヤが10匹釣れました。丸刈りくん、本当にありがとうね。

　私は話をしてくれるときは、しっかりと耳を傾けるようにしています。自分のほうが知識や経験が豊富であると思っていても、上から目線にならずに対等であるように心がけています。

　というのは本業の糖尿病診療で、そうした姿勢が大事だからです。医者であっても、治療法について患者さんから教えてもらうことがあるからです。例えば、「食事では海藻類を先に食べたほうが、血糖値の急な上昇を防ぐことになる」ということは教科書には載っておらず、患者さんに教えてもらったことなのです。

　そして患者と医師が対等でなければ、患者さんが自分の本当の生活について打ち明けるはずがありません。こちらが高圧的だと、暴飲暴食をしてしまったなどの話は口をつむぐに決まっています。生活習慣に深く関係する糖尿病治療において、患者の本当の生活がわからなければ、適切な治療など、できはしないのです。釣りでも、丸刈りくんのいうことをきちんと受け止めたことで、釣果を上げることができたのです。

　魚は目の前にいます。魚だって釣り師は見えているはずです。船釣りのように何十m先で、錘も重く、反応も確実で、相手が見えない釣りとは違います。

　"目の前に見えている"ハヤが誘えない。相手もなかなかのものです。釣れそうで釣れない——、"仕掛けがうまく作れない"を繰り返していた時、坊主頭の坊やが"おじさん、一緒に釣っていい？"と声をかけてくれました。川釣りは水の流れを読まないといけないそうな。その流れに針をポイントで落として待つのです。

　彼はいろいろ教えてくれました。私は魚の誘い方を通して、人の誘い方を小学校の坊やから教わりました。人との付き合いも捨てたもんではないですよ。

　糖尿病などの長い付き合いが必要な病気は優しいスタンス、目線が必要です。時には失敗します。ウン。でも患者さんは私達をちゃんと見てくださっています。私はそれを信じています。それに答えられるように私達も一生懸命なんです。部屋には愛宕神社の"大願の矢"と、厄八幡の"だるまさん"と、家内が作った"トナカイさん"があります。すべてが家族と私がかかわる皆さんの幸せを願ってのものです。

（三村和郎）

Ⅳ. 合併症の話

気を取り直して

　糖尿病患者になると、我慢したり努力したりすることが増えます。ほんと、うんざりするくらい、してはいけないことだらけです。ケーキ食べ放題のパーティだって、以前はお皿にてんこ盛りで席に戻っていたのに、今はいちばん小さなケーキを遠慮がちに一個だけ。飲み放題のビヤガーデンでも、グラス１杯で我慢しなくてはなりません。「誘惑カレンダー」のように、年末年始はクリスマスやら忘年会やら、正月やら新年会で、飲んだり食べたりの機会が増えます。年末年始の一番の誘惑は、私の場合、干し柿です。大好物です。今年も渋柿を買って、連れ合いと一緒にクルクル剥いて、軒先に吊るしました。それが柔らかくなって、おいしいのなんのって。あの甘さは独特ですよね。シブが抜けて熟成された滋味あふれる甘さです。種の周りのゼリー状の果肉のトロトロ・シャクシャクした歯ざわりと言ったら・・・いや、いけない、いけない。そう思いつつ、今年も、干し柿の誘惑に負けてしまいました。食べた後は多分、血糖値が跳ね上がったことでしょう。都合が悪い時は血糖測定しません。

　とにかく糖尿病は、おのれの弱さに打ち勝たねばコントロールできません。食いしん坊の患者がおのれの欲望に忠実に生きていたら、どんどん悪化していきますからね。

　しかし、おのれの欲望だけなら、一念発起して押さえることもできますが、人は自分だけで生きているのではありません。親であったり、子であったり、会社の社員であったり、先生であったり、関係性のしがらみの中で人生を送っているのです。親の介護や病気の子供を抱えていれば、自分だけ食事をしたり、運動に出かけたりもできません。入院中ならのんびりと患者でいられますが、退院するとたくさんの役割が待っています。

　私も、仕事やボランティアで、思うように食事や生活のリズムが作れないことが多いのです。なんで、こんなことをしているのか、なんで、こんな厄介な病気になってしまったのかと、ほとほといやになることもあります。しかし、そのたびに気を取り直してここまで生きてきました。「断固がんばる」と「あきらめてたまるか」という強い意志がなくても、「ま、もう一回だけ、やってみようかな」という程度なら、先へ進めそうです。

（波多江伸子）

糖尿病と認知症

　旅行に出れば、行く先を間違えて反対方向の電車に乗る。降りようとするも切符が見つからない。宿に電話しようにも電話番号をメモしてこなかった。あげく、もたもたして帰りの飛行機に乗り遅れる。子供のころから忘れ物や落し物や間違いが多かったのですが、最近とみにその傾向が激しくなりました。今日が何月何日かわからないことが多いし、人の名前はよく忘れます。そういえば、同じことを繰り返し話している。にこやかにうなづいている相手の顔に"それ、前にも聞いた"と書いてあるのに気づいて、愕然とすることがあります。授業などでは、用心して"これ、前にも言ったかもしれないけど"と前置きして話すことが多くなりました。いよいよ私も出来上がったか？と心配になるこの頃です。

　聞くところによると、糖尿病患者は認知症を発症する確率が高くなるとか。本当ですかね？三村先生。脳血管性の認知症は、確かに発症しやすかろうと思います。糖尿病の合併症に脳血管障害というのがありますから。脳梗塞などが多発したら、血の巡りが悪くなって記憶にも影響しそうです。しかし、アルツハイマー病も糖尿病患者に多いというのは何なのでしょう。アルツハイマー病発症は高インスリン血症と関係があると週刊誌に書いてありました。しかし、私達糖尿病患者は高インスリン血症どころか、低インスリン状態なのですよね。むしろ、アルツハイマー病にはなりにくそうですが、どうなのでしょうか。

　もっとも、あまり神経質に、認知症になったらどうしよう！と心配しながら日々を過ごすのもどうかと思います。予防できるなら何とかしますが、せっかくの人生の円熟期。ここまできたら、もうゆったり、のんびり、川の流れに身を任せ、あたりの景色を楽しんだほうがよろしいかも。

（波多江伸子）

Ⅳ. 合併症の話

低血糖と認知症

　俗にいう、物忘れがひどくなる、ボーっとしている、どこにいるかわからないなどボケは歳を重ねると大なり小なり誰でも起こるのはみんな知っています。その原因が"アルツハイマー病"であろうが"動脈硬化性脳血管障害"であろうが私たちにとって大した違いはありません。ただ名前に"動脈硬化性"とつきますからきっと糖尿病の患者さんは早くから発症してより重症になるのだろうな。そして血糖が高いと悪くなるんだろうなと漠然とした恐怖感がありました。事実、糖尿病学会の診療ガイドラインでは、年齢に関係なく血糖管理目標値として、正常化を目標とすることが好ましいとしHbA1c 6.0％未満を提案していました。

　ところが最近、"無症候性低血糖と認知症の進行は関連があるのではないか？"という疑問が指摘されています。つまり、低血糖発作で汗がだらだら出る、脈が速くなる、手が震えるなどの交感神経の低血糖の典型的な症状が現れずに、ボーっとしている、どこにいるかわからない、せん妄、人格変化など俗にいう"おかしくなる"などの精神機能の低下が認知症と大いに関係があるといわれ始めました。この精神機能の低下も立派な低血糖症状です。しかも、この精神機能の低下を繰り返すと認知症が早くなるとされました。糖尿病の治療目標はできるだけ正常血糖値に近づける、高齢者であっても合併症の進行を進める厳格な骨董コントロールが大事で、コントロールを緩めてもいいのではないかという考え方はありませんでした。

　ところが、2013年糖尿病学会が血糖コントロールの目標の新しい提案を出しました。糖尿病学会の診療ガイドラインでは、従来血糖管理目標値として、正常化を目標とすることが好ましいとしHbA1c 6.0％未満を提案していましたが、熊本宣言は大きく糖尿病コントロールのかじを切りました。

　合併症予防の観点からはHbA1c 7％未満を推奨し、

　空腹時血糖値：130mg/dl 未満、

　食後2時間血糖値 180mg/dl 未満、

をおおよその目安とするとしています。つまり6％台後半でもよいでしょうということですね。

　さらに歯切れが悪いことは、低血糖などの副作用、その他の理由で治療の強化を達成するのが難しい場合は、HbA1c 8.0％未満まで緩めますとしています。さらに、さらに歯切れが悪いのは治療目標は年齢、罹病期間、臓器障害、低血糖の危険性、サポート体制などを考慮して個別に設定するという但し書きがあります。以前の高齢者であろうがなかろうが糖尿病血糖コントロールの目標はHbA1c 6.5％未満とした目標からかなりトーンダウンしています。

　合併症予防のためには一生けん命血糖を下げなくちゃいけないんだと振り上げたこぶしはどこに収めればいいのでしょう。

（三村和郎）

糖尿病と歯

　この度、めでたく高齢者になりました。「そうだ！＜生誕65周年記念事業＞として歯の総点検と徹底的な治療をしておこう」と思い立ちました。糖尿病患者は歯周病になりやすいと聞きますし、最近では、歯周病が糖尿病の原因になるという説もあります。歯周病の菌の中に、糖尿病を悪化させる物質が含まれているというのでしょうか。なんにせよ、できるだけ自前の歯をしっかり保って、入れ歯では噛みにくいイカの刺身なんかをおいしく食べ続けたいものです。

　私はこれまでも歯の治療をさぼっていたわけではありません。糖尿病患者なので用心のために大学病院にかかっていたのですが、病院も慎重で、なかなか治療がはかどらないのです。HbA1cが8％以上だと抜歯や切開をしてもらえません。私はその頃、8％から9％の間をうろうろ中。若い担当医は「6％以下にしなければ」と厳格です。おまけに抜歯をする前に抗生剤を飲んでおき、治療中は点滴投与、抜歯後も抗生剤を飲むとのこと。かかりつけ医から抜歯了解の手紙を書いてもらっているうちに、またHbA1cが上がってご破算になり、準備段階から大変でした。そのうちにこちらの仕事が忙しくなって通院をやめてしまいました。そこで、今回は近所に開院したばかりのクリニックを見つけて、じっくり相談しながら治療をすることにしました。若いけれど腕の確かな歯科医師で、普段は寡黙ですが大事な説明はしっかりしてくれます。受付の奥さんの横に保育園帰りの小さな子供が座っていたりしてアットホームで温かい雰囲気です。待合室の患者同士が「最近は患者さんが増えてよごさいましたね」なんて話し合っています。

　歯周病の程度をチェックし、悪い歯を治療し、手入れの仕方を教えてもらうとブヨブヨしていた歯肉が引き締まり、口の中がさっぱりするのは嬉しいことでした。根が深い虫歯の治療や、食い込んだ親知らずの抜歯もしましたが、治療後の抗生剤も少なく、想像以上に簡単に済みました。ただ、予想しなかった虫歯がたくさんありました。以前治療したかぶせ物の下がまた虫歯になっていたのです。調べると歯と歯の間にも小さな虫歯ができています。糖尿病の患者にはよくあることだそうですが、治療済みの歯にも気をつけよう、ということですね。長く通っていますが、歯の治療も生活の楽しみの一つになっています。

（波多江伸子）

IV. 合併症の話

糖尿病と歯

　以前夏瘦せ、夏太り、誘惑カレンダーの話をしたと思いますが、大きな変化のない生活をなさっている方も夏と冬では微妙な血糖値の変化があります。また、予想しない血糖値の変化は重大な病気のサインであったり、あれっという日常的な変化であったり、外来を担当する私たちは血糖値の変化に幅広い目で対応しないといけません。

　こんな面白いことがありました。あるご高齢の女性の患者さんの血糖値が急に悪くなってきました。おかしいなと思ってしつこく「気になる生活リズムの変化はありませんか」と聞いたら、答えは「2世帯住宅」でした。自宅を2世帯住宅に建て替えて息子夫婦とお孫さんが引っ越してきました。それまでは2人の生活で患者さんが食事を作っていました。ご高齢夫妻ですので食事は淡泊です。ところが2世帯住宅になると食事はお嫁さんが作るようになりました。息子夫婦には食欲旺盛の高校生の子供さんがいて、お嫁さんの目は息子さんに注意がいき、どうしても油濃い食事になりカロリーが増えること！！。患者さんもうすうす気づいていたのですが、おじいさん夫婦のために別のメニューを作ってもらうのも気が引けるので同じ食事を食べていたのがコントロールが悪くなった理由のようでした。笑ってしまいそうですが、生活習慣病の変化はさりげない習慣の変化です。

　歯の環境変化は生活習慣の最たるものです。虫歯や虫歯の治療はよく血糖コントロールを悪くします。だって歯が痛いじゃないですか、私だって固いものを食べると歯が痛いですので、するっと食べられる食事に変えます。つまり、しっかり噛まなくなったり麺類が増えたりしますからてきめん、血糖コントロールに影響します。歯周病の管理も重要です。歯周病を放っておくと歯はどんどん抜けていきます。自分の歯がないことは生活習慣病を簡単に悪化させます。8020運動（80歳でも自分の歯を20本残しましょうという運動）が歯周病管理の重要性を指摘しています。歯周病は口腔内常在菌が歯肉の隙間に繁殖して歯周内ポケットという歯ブラシが届かないところに広がることから悪化してきます。

　実は、私自身がそのことを実際に経験していますのでお話ししましょう。もう5年も前のことですが、私はリンパ腫という病気に罹りました。初回の入院の時、口内炎、歯周炎で苦しめられたので1ヵ月の一時退院の間に歯周病の治療を受けました。ひどかった右のほうを中心に歯肉を清掃し、抗生物質のゼリーを植え込んでいくという実に地味な大学病院にはそぐわない治療を大学のO先生に丹念にしてもらいました。しかし全部の歯周病の治療が終了せず、右側の歯周病の治療だけが終了したとき再入院しました。化学療法で予想通り白血球数が1,000/mmを切るととんでもない口内炎、歯肉炎が出現しました。しかし治療を受けたほうの歯肉炎は不思議なくらい軽かったです。また、口内炎が起きるのは上と下の歯がかみ合うところでした。きっとここの粘膜が一番食べているとき損傷を受けるところだからでしょう。ばい菌を殺す白血球が十分にあるときは口腔内常在菌も活動できないのでしょうが…。　　　　　（三村和郎）

　三村の後日談：実はこのことは私の糖尿病記でも書いてがんを治療する病院に口腔外科は必要なんだと強調しました。しかもこの当時九州大学にがん化学療法の口腔外科サポートチームが編成されたとの新聞記事が載っていました。

お薬手帳、被災地で威力

　2011年3月の東日本大震災では、私のような九州在住の患者にも思いがけない影響がありました。というのは私は甲状腺がん手術の後遺症で甲状腺機能低下症になり、チラージンという甲状腺ホルモン薬を毎日飲んでいるのですが、薬を生産している福島県いわき市の製薬会社の工場が地震で操業を停止してしまったのです。国内のチラージンの98％がこの工場で作られているということで、全国に60万人いる甲状腺機能低下症の患者や医療施設は一斉に非常事態になったのでした。幸い、不足分は備蓄や外国からの輸入で切り抜け、やがて工場操業も再開されました。でも、インスリンが絶対に必要な被災地の1型糖尿病の患者さんや、週に3日人工透析をしている腎不全の患者さんたちはすぐに治療を受けられたのでしょうか。持病がある私は、避難所のニュースを見るたびに、病気の方たちのことが気になって仕方がありませんでした。

　先日、東北地方のがん患者さんや医療担当者の話を聞く機会がありました。大震災では救命救急が先行するので、すぐに命に別状のないがん患者は慢性疾患の取り扱いだったとか。東北のがん患者さんは遠慮深くて、避難所でも在宅でも"がんぐらいで騒ぐのは申し訳ない"と申請しない人が多くて、しばらくがん患者の実態がつかめなかったそうです。

　災害時は、よその地域の病院を受診しようとしても、かかりつけの病院からデータや紹介状はもらえないかもしれません。患者自身が、治療内容や使っている薬の名前など伝えなくてはなりません。薬品名を覚えるのは大変なので、用心深い私は、いつも、薬局で記録してくれるお薬手帳を身に着けています。

（波多江伸子）

Ⅳ．合併症の話

お薬手帳、被災地で威力

　東日本大震災は自然の力と人間の無力さと、日本人も捨てたものではないぞという助け合いの心を教えてくれました。東日本大震災の被災者支援には知り合いの医師や看護師たちが多数出向きました。そうした人たちから聞いた話をここに記します。

　まず今回は、外科系の医師の活躍する場面はあまりなかったようです。なぜなら基本的に、外傷なしで生き残っているか、亡くなっているかのどちらかしかなかったからです。人工透析の患者さんについては、対応は迅速だったそうです。自衛隊ヘリを使って山形、関東、新潟の受け入れ施設へ円滑に搬送されたそうです。

　5月に札幌で開かれた日本糖尿病学会の緊急シンポジウム"災害時の糖尿病医療"でも、いろいろなことを聞きました。ある医師は、仙台市の避難所に支援に行った時のことを話してくれました。一般の糖尿病患者の場合は食料が調達できないかもしれないので、たいていが低血糖を回避するために薬やインスリンを減らしていたそうです。避難所の掲示板にはどこそこで糖尿病を診れる（インスリンが処方できる）先生がいるなどのいろいろの情報が掲載され、救援物資、インスリンも糖尿病学会、協会、メーカーの対応で2～3日目には十分に行き渡りました。たぶん1型糖尿病の方も安心できたと思います。しかし炭水化物いっぱいのレトルト食品が大部分で、ストレスとの相乗効果で多くの方が高血糖だったそうです（知り合いの記者さんは太って帰ってきました！！）。だからといって一時的に薬を増やしましょうともいえなかったようです。インスリンはペン型注射器より昔からの使い捨ての注射器も持っていったほういいだろうと相談に答えたのですが、活躍はしなくて済んだそうです。

　"お薬手帳が威力を発揮した"との報告もありました。お薬手帳を持っていらっしゃる人（やっぱりアナログが一番）はいいですが、"この白い薬が、この細長い薬が何錠で…"、"インスリンは本体がブルーで端っこが朱色で1日に何回打っていました…"という会話が大部分。しょうがないので薬や、インスリンをダーッと並べて相談したそうです（医師は意外に何色の薬とか、注射器の色とか知りません）。地域の先生方も非常に積極的に活動をされ、近くにかかりつけ医が臨時診療所を開設されていました。救援で派遣された医師は現実には、風邪の薬を出したり、かかりつけ医がどこで診療されているか事務の方に聞いてお知らせするのが仕事だったようです。

（三村和郎）

健康の経済学

　私が支払う医療費は月平均2万円ほどです。クリニックでの診察と血液検査が8千円。薬局でインスリン注射と甲状腺ホルモン剤・頻脈を抑える薬と抗コレステロール薬も一緒に購入して1万円弱の支払いです。うつ病もあるので、精神科で抗うつ剤を処方してもらい、こちらは3千円。歯科や整形外科にもかかると、1年間の医療費が30万円を超える年もあります。

　ありがたいことに、家族全員の年間の医療費が10万円を超えると、超過額は所得から控除され、払いすぎた所得税の還付金として戻ってきます。もちろん、確定申告が必要です。去年は、連れ合いも医療費をたくさん使いました。ふたり合わせると50万円にもなります。源泉徴収も取られすぎているみたい。というわけで、計算が大の苦手の私が、数日かかって必死ではじき出した還付金の額、予想外に多いのでびっくりです。小心者の私は慌てて税務署に電話をしました。「還付金がウン十万にもなるのですが、こんなにたくさん返してもらえるのですか？」。電話の相手は一瞬沈黙し、それから「正しい申告であれば、どのような金額でも還付されます」と模範的な答えが返ってきました。いつも億単位のお金を扱っている相手は、きっとおかしかったでしょうね。申告後しばらくして税務署から電話がありました。「あなたの申告書の計算が間違っていたので正しい額を送金しました」。そして口座に振り込まれたのは、なんと私が申請したよりももっとたくさんの還付金でした。税務署のヒトって親切だね、と小学校時代からの友人に電話すると「喜んでいる場合かね。アンタの家、医療費の使いすぎ」と叱られました。

■年金生活には医療費が負担

　さて、その後、連れ合いが定年退職をしてわが家も年金生活になりました。現役で働いていた頃の3分の1以下で暮らすことになると、医療費の負担が急に重くのしかかってきました。私も65歳。年金をもらう年齢ですが、これまでパートの仕事しかしていませんから、年金は国民年金だけです。ふたり合わせて、かろうじて暮らしていける月収です。月収から介護保険料が天引きされます。健康保険も、連れ合いが勤務していた頃の社会保険から国民健康保険に変わると、なけなしの収入をごそっと持って行かれた気がします。その分、私が非常勤講師などパートの仕事を増やせば少しは楽になるかもしれませんが、がん患者支援団体の代表を引き受けていて、ボランティアの仕事で精いっぱい。本末転倒といわれつつ、お金をもらって働く余力がありません。月に2万円の医療費をこれ以上増やさないように、必要最低限の検査と薬だけで、節制してつましく暮らすしかありません。

　2013年9月に、某社がIL社に委託したアンケート調査結果が発表されました。2,650名のインスリン治療中の患者さんたちに医療費について訊ねたものです。内訳は男女比7対3。1型と2型では6対4。働きざかりの20代〜50代の患者さんが7割くらいなのですが、そのうち8割近くの患者さんが、糖尿病治療が経済的な負担になっていると答えています。しかも年収が600万円以下の患者さんが大半ですから、月額2万円以上の医療費の場合、97％の人が負担だといっています。自由記述の欄には、「これ以上医療費がかかるならもう通院をやめるしかない」「お金がなくなれば死ぬだけです」という切羽詰った声がたくさんありました。「今は病状が安定しているのに、毎月受診するのは時間もお金も負担。数ヵ月分の薬を渡してほしい」と

IV. 合併症の話

いった意見も。1型糖尿病の患者さんは、発症に何の責任もない自分たちには助成がなく、2型糖尿病の患者さんが透析導入になって医療費が免除されるのは不公平と感じているようです。この調査結果を見た医師は、患者さんが経済的に困っているとは思っていたがここまでとは‥と絶句しています。そうなのです。医師にはいわないけれど（いってもしょうがなさそうだから）、患者は本当に経済的に行き詰っているのです。

　乳がんが骨転移した知人は、化学療法とホルモン治療などで毎月の医療費が6万円かかるといっていました。月4万円までは高額医療費として助成があるのですが、それ以上は自己負担。家族のために治療を続けてできるだけ長生きしなくてはならないけれどお金が続くかしらと気がかりです。離婚して生活保護受給者になって、がん治療を続けている女性もいます。一生ものの病気になると、よほどの資産がない限り、定年退職すると経済的に行き詰っていきます。国の医療費も破綻しそうだし、私たち患者はどうしたらいいのでしょう。　　　　（波多江伸子）

IV. 合併症の話

健康の経済学

　私は約5年前にリンパ腫で入院しました。入院したのは診断からわずか1週間ほど後のことでした。診断してくれた病院に大学時代の同級生だった医師がおり、彼から"すぐに入院した方がいい"という友情あふれる助言もあって、取る物もとりあえず入院したのです。準備期間が短かったので、もろもろの手続きは後回しでした。入院すると、まず主治医から"入院期間は半年"という説明を受けました。長期入院の告知に驚き、うろたえてしまいました。リンパ腫の治療は入院が1ないし2ヵ月程度で、後は1ヵ月に1回ぐらいの外来になると思ったからです。

　うろたえた理由の一つがお金のことでした。子供たちの教育費やマイホームのローンがある中で、給料がいつまで出るのか心配だったのです。案の定、入院期間を有給休暇で埋めることはできず、4ヵ月半ほどは休職扱いとなりました。給料が出ない状況になったわけですが、傷病手当金が支給され、民間保険から、給付金も出たのでなんとか凌ぐことができました。

　驚いたことはまだあります。公的医療保険に基づいて支払う医療費（自己負担）の請求が、入院最初の1ヵ月は60万円近くになっていたのです。尋常ではありません。自己負担を軽減する高額療養費制度の手続きが間に合っていないためで、手続きを済ませれば、自己負担限度額の超過分が後から返還されることは知っていましたが、とにかく、たまげました。手続きが済んだ次の月は、自己負担については限度額までの請求で止まり約15万円でした。それでも高い！民間保険の手続きをしてくれた妻よ。えらい。高かったとはいえ、公的医療保険制度のおかげで、自己負担は、治療にかかった本来の費用と比べれば、ぐっと安いです。この制度はなかったら本当に大ごとでした。

　私の入院治療は半年でしたが、糖尿病の治療は延々と続きます。波多江さんも私の糖尿病の患者さんも、ずっと医療費を負担し続ける必要があり、大変だと思います。

　公的医療保険制度は財政危機に直面しています。それでも、これ以上、自己負担や保険料が高くなることなく、なんとか安定的に継続してほしいものです。私も仕事で無駄な診療をしないよう、今後も細心の注意を払っていきます。

（三村和郎）

補足　その1
早いところ厄介払いをして、気楽な未亡人になりたい人のための亭主を早死にさせる十か条
（1970年　Jean Mayer）
なんて、うなずくことの多い警鐘でしょう！！

- ●夫を肥らせなさい。25kg肥らせたら10年早く自由を手にできます。
- ●酒をうんと飲ませなさい。亭主が強い酒のグラスを干したら、すかさず何度でも満たしてあげることです。おつまみをしこたま出すこともお忘れなく！
- ●とりわけ大事なのは、夫をいつも座らせておくことです。散歩に行こうなどといい出したら、楽しみにしているテレビがもうじき始まりますよと注意してあげなさい。水泳やテニスなどをやりたがったら、いい歳をしてとからかいなさい。

Ⅳ. 合併症の話

- 霜降り肉のような飽和脂肪酸をたっぷり含んだ食事を腹いっぱいあげなさい。コレステロールは天井知らずに上がります。
- 塩分の多い食べ物に慣れさせなさい。血圧が上がったら塩分をより多くして血圧をもっと上げてやればよいです。
- コーヒーをがぶがぶ飲ませなさい。濃いコーヒーは代謝を乱し不眠症にすることもできます。
- 煙草をすすめなさい。煙草は未亡人志願者の最良の味方です。
- 夜ふかしさせなさい。深夜番組を見たり頻繁にお客を招待したり訪問したりすると夫はくたくたに疲れます。過労と睡眠不足は夫を早くあの世に送ることになるようです。
- 休暇旅行に行かせてはいけません。
- 最後の仕上げに終始文句をいっていじめなさい。お金と子供のことがうってつけの話題です。

補足　その2　アメリカの健康保険の仕組み　日本の健康保険の仕組みと対比して

　皆さんご存知の日本の国民皆保険（国民全体が何らかの保険にはいって、その条件により医療費の一部を事業主が肩代わりする制度）とアメリカの医療保険はずいぶんと違います。まず人口2億のアメリカ人の約4,000万人が医療保険を持っていません。ですので怪我をすると全額自分で払わなければなりません。自分は健康だ、健康保険など必要ないという無保険者の現実に対する知識がないともいえます。また、アメリカの健康保険は極めて複雑で、患者（会社に勤務していれば保険料の大部分を支払うのは雇用主（企業）、個人営業でしたら個人）と保険会社の契約で保険料、保険の内容が全く違ってきます。　　　　　　　　　　　　　　　（三村和郎）

IV. 合併症の話

直接の死因にはならないが

　大学で非常勤講師をしていますが、3・4年生のクラスには必ず、ダークスーツにストライプ柄のネクタイを締めた、ちょっと疲れた顔の学生が混じっています。女子はダークスーツに白いブラウス・黒い靴。大学生活の後半は就職活動（略して「就活」）で忙しいのです。若い人たちには、就活の後に婚活も控えています。それに対して、私たちのような還暦すぎた大人は、そろそろ人生の店じまいの準備をしなくてはなりません。「就職活動」ならぬ「終末期活動」ですね。4月から、西日本新聞社の文化サークルでは＜大人のための'終活'講座＞なんて始まるのですよ。講師ですか？私です。最近、死の話題がタブーではなくなりました。大学でも「死生学」は人気の科目です。

　そこで、質問ですが、糖尿病がとことん進行したらどんな最期になるのでしょうか。どうも糖尿病患者の終末期のイメージがつかめないのです。がんの最期は良く知っています。ボランティアとして、たくさんの仲間を看取りましたから。がん患者は、進行しても末期になってもがん患者ですが、糖尿病は病気が進行すると、合併症を併発して別の病気になってしまうのかな、とも思います。糖尿病そのもので死に至ることはあまりないですよね。

　たとえ高血糖や低血糖で意識不明になっても治療すれば助かりますし、ひとたび合併症を起こすと、糖尿病は「基礎疾患」の位置に退き、心筋梗塞とか脳梗塞とか腎不全とかの病名が前面に出てくるのかな？とも想像するのですが。心筋梗塞で亡くなった糖尿病患者の死因は、あくまでも心筋梗塞であって糖尿病ではないのですよね。う～ん、わからない。教えてください。

（波多江伸子）

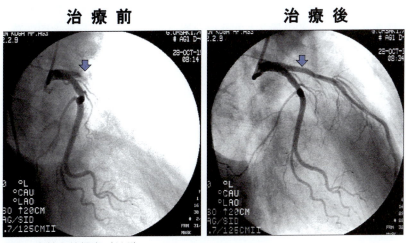

図9　急性心筋梗塞（AMI）

Ⅳ. 合併症の話

直接の死因にはならないが

　波多江さんのご推察の通り、糖尿病が直接の死因で亡くなることはあまりありません。とことん進行しても"死因は別"というケースが多いです。例えば演歌歌手の村田英雄さん。30歳代半ばから糖尿病の症状に悩まさされ、晩年には合併症の治療で両足を切断しています。さらに心筋梗塞も起こし、目も悪くなったそうです。糖尿病のために満身創痍の状態だったとみられます。それでも2002年に73歳で亡くなったとき、死因は肺炎と報道されています。この肺炎は、合併症で力尽きて引き起こされたに違いないと思うのですが、死因は糖尿病とはならないのです。

　日本糖尿病学会が1991から2000年に亡くなった日本人の糖尿病患者約1万8千人の死因について調査した結果をまとめ2007年に公表しています。それによると死因の1位はがん34.1％、2位が感染症14.3％です。

　残りの主な死因としては虚血性心疾患10.2％、脳血管障害9.8％があり、糖尿病関連としては糖尿病腎症6.8％、糖尿病性昏睡1.2％があります。死因全体に占める"糖尿病"の割合は、小さいといってよさそうです。

　調査結果は、平均寿命についても触れています。糖尿病患者の平均寿命は男性68.0歳、女性71.6歳で同時代の日本人一般の平均寿命に比べて、それぞれ9.6歳、13.0歳短命であったと報告しています。さらに"前回（1981～90年）の調査成績と比べて男性で1.5歳、女性で3.2歳の延命が認められたが、日本人一般においても男性1.7歳、女性2.7歳の延命が観察されており、糖尿病の管理、治療が進歩したにもかかわらず、患者の生命予後の改善につながっていないことが明らかになった"と指摘しています。つまり、治療は進歩したのに平均寿命はそれほど延びていない、ということです。

　この結果に、私は衝撃を受けました。そして、私などよりも糖尿病の患者さんのほうがショックだろうと思いました。平均寿命の件を紹介していいものか、正直迷いました。それでも糖尿病は直接死因になることはあまりないものの、死を早く引き寄せかねない病気であり、糖尿病を甘くみないでほしいと訴えることが大切と考えて、書きました。

　平均寿命は、それほど延びていなくても、寝たきりなどにならない"健康寿命"は伸びているとの手応えはあります。患者の皆さんどうぞ悲観なさらずに、毎日を大切に過ごしてください。

（三村和郎）

がんリスク高いので検診を

　糖尿病患者の平均寿命が一般の日本人より10数年も短いというデータに、ギョッとした患者の方もおられると思います。「糖尿病の予後は？」と自分から三村先生に質問しておきながら、示された統計を見て焦りました。女性患者の平均寿命が71・6歳だなんて、60代も半ばになろうという私には、もう残り時間があまりないじゃありませんか。騒ぐくらいなら訊ねなければいいのですが、やっぱり先行きのこと気になりますよね。

　ただ、データをじっくり見ていると、患者としても打つ手がありそうです。というのは、糖尿病患者の死因の第1位はがんで、死亡者全体の34％強です。一般的な日本人の死因は、やはりがんが1位で、その割合も30数％ですから、数値だけ見れば一般的日本人と一緒です。違うのは、糖尿病患者が一般の人より10年くらい早くがんを発症し、かかりやすい特定のがんがある点。ならば、糖尿病と診断されたら網膜症や腎症のような合併症検査と同様にこまめにがん検診を受け続け、早く発見して早めに治療する。これが糖尿病患者でも長生きできる近道ではないでしょうか。発見が遅れると治療が大変になり、大手術は糖尿病の身では持ちこたえられません。また、糖尿病患者がかかりやすい消化器がんや婦人科がんというのがあるようなので、そこを重点的に調べると効果的かもしれません。「趣味のがん検診」と家族にからかわれるくらい検査好きな私は、毎年、胃と大腸の内視鏡検査と肝臓・胆のう・すい臓の超音波検査、胸部写真と乳がんと子宮・卵巣がん検診を受け、加えて腫瘍マーカーも調べています。だいたいこんなところで70歳まで乗り切れますかね。

（波多江伸子）

がんリスク高いので検診を

　波多江さん、今回のテーマは"糖尿病とがんの関係"ですね。確かに糖尿病患者は一般の人よりも、がんにかかりやすく、さらに、かかりやすい特定のがんがあるといわれています。医学雑誌"糖尿病診療マスター"(医学書院)の2007年3号に"日本人の糖尿病とがんのリスク、大規模コホート研究"(井上真奈美氏)によると男性の糖尿病患者は患っていない人に比べ、肝がんの罹患リスクは2.24倍、腎がんは1.92倍、膵がん1.85倍、結腸がん1.36倍、胃がん1.23倍、女性の糖尿病患者は胃がん1.61倍、肝がん1.94倍、卵巣がん2.42倍です。

　さらに、がん全体の罹患リスクは、男性の糖尿病患者は患っていない人に比べて1.27倍、女性の糖尿病患者は1.21倍です。ただ、糖尿病にかかっていると、がんにかかりやすくなるという仕組みについては、解明されていないということです。

仕組みについては学問的には
- 高血糖自身ががんの増殖を進める
- インスリン自身は細胞増殖ホルモンです。がん細胞の増殖も助ける可能性があります。すなわち糖尿病状態、もしかするとインスリン注射という高インスリン血症。
- インスリンと一緒に分泌されるIGF-1(Insurin-like growth factor)も細胞増殖ホルモンです。高インスリン血症に伴う高IGF-1(Insurin-like growth factor)血症。
- 高血糖がもたらす高HS-CPR(一種の炎症物質)血症に伴う血管内皮障害。
- これも高血糖がもたらすといわれる活性酸素。

私自身は次のように考えています。
- がん細胞は細胞分裂を何度も繰り返すために、栄養分の糖をたくさん取り込もうとする性質がある。
- 糖尿病患者はインスリンの作用不足で、血液中の糖をエネルギー源として利用するのが不十分なため、糖が残って多い状態になっている。
- がん細胞にとっては、好物の糖が血液中にたくさんあるありがたい環境で結果、がん細胞は糖をどんどん取り込んで細胞分裂を繰り返し、がんが大きくなってくる、というのがわかりやすい見立てです。これが正しいのかどうかは今後の研究を待ちたいと思います。

　私は、外来で診る糖尿病患者さんに血糖値の乱れがあったとき、原因として、がんを患っていないかという心配をしながら診療にあたっています。がんの影響で食欲が落ちて血糖値が乱れることもあるからです。万が一、患者さんががんを患っても早期発見であれば、がんが治る可能性はぐっと高くなります。当然、私が担当する糖尿病患者さんたちには、各種がん検診も毎年受けるようにしてもらっています。

　検査好きという波多江さんは、素晴らしいと思います。糖尿病患者のみなさん、波多江さんをみならって、積極的にがん検診を受けましょう。

　PET検査ってご存じですよね。Positron Emission Tomography(陽電子放出断層装置)の

略です。CTやMRIなどの形をみる検査とは異なり、細胞の活動状況（糖分の取り込み状況）を画像で見ることができ、がん、脳、心臓などの診断の切り札のようにいわれています。がんの場合、細胞増殖が盛んなため栄養分の糖分が正常細胞と比較してたくさん取り込まれるため陽性になるわけです。つまり、血糖値が高い（血液中に糖分が高い）糖尿病の方はきっとがん細胞の増殖は高いだろうなとイメージできると思います。

事実、前回の日本人糖尿病の死因1991-2000年の検討でも糖尿病であると男性が1.27倍、女性が1.21倍がんになりやすいことがわかっています。日本人の男女別のがんの頻度は男性で肺がん、胃がん、肝臓がん、大腸がんの順。女性は大腸がん、胃がん、肺がん、肝臓がんの順。さらに女性の場合、健診で注目されている乳がんが5位、子宮がんが6位となります。糖尿病があると頻度が高くなるがんは肝臓がん、膵臓がん、大腸がん。女性では胃がん、肝臓がんなどです。

では、その理由はなんだろうといわれると、まだわからないのですがPET検査の仕組みのように高血糖はがんの増殖を早めますし、同様に糖尿病患者さんの大部分はインスリンの働きが鈍くなることが原因で血糖値が上がりますので、血液中のインスリン値は高くなります。実はインスリンはがんの増殖を進めます！　血糖値を下げるためにインスリン注射をする波多江さんには実に矛盾を含んだ治療なんです。でもやっぱり血糖値が高いほうががんの増殖を進めますので血糖値は下げましょう。

外来で3分診療を強いられている私は目の前の患者さんの血糖値の乱れは生活習慣の乱れではなく、がんなどの悪性腫瘍からではないかといつも気が気でありません。今まで、私は誕生月にバースデイ検診と称して検査を勧めていましたが、近頃は福岡市が勧めるがん検診を誕生月に受けていただくようにしています。

糖尿病以上にがんとの関係がはっきりしているものは喫煙と肺がん、ヘリコバクター感染と胃がん、C型肝炎感染と肝臓がん、お酒と食道がんなどです。後ろめたい方は検診をきちんと受けましょう。今は早期でしたら対応が十分できる時代です。もう30年も前のことなのですが夏目雅子さんが急性白血病で亡くなりました。同じ時期、渡辺謙さんも急性白血病にかかりました。渡辺謙さんはカナダのカルガリーで病気が発症して、かなり高度の化学療法を受けることができたので助かって現在も活躍しているという逸話が残っています。人の運なんてこんなもんだと思いますが、がんは健康の交通事故です。車だって車検があるんですもの、人間だって"車検"が必要です。

Ⅳ. 合併症の話

代表的ながんとその傾向を簡単に記します。

胃がん
- がんにかかる方の数は胃がんが第1位を占めています。
- ヘリコバクターピロリ菌は、胃がん発生の主因と考えられ除菌に成功すれば、胃がんの発生が抑えられると考えられます。
- ヘリコバクターピロリ菌感染が胃内視鏡検査、併用した検査で確認できれば除菌が保険で可能になりました。

大腸がん
- 便潜血検査2回法（同日採取検査のほうが発見率は高い）は便潜血陽性者の0.2％に大腸病変を発見できます。
- 便潜血検査を用いた大腸がん検診による大腸がん死亡リスク低減効果は、年1回の検診を受ければ大腸がんでの亡くなる危険性が、検診を受けない人と比較して32％低下することが発表されました。

肺がん
- わが国の死亡原因の第1位です。罹患率も上昇しています。
- 肺がん死亡率が減少しないのは日本人の高齢化、まだまだ喫煙率が高い（糖尿病も悪化させる）ためと考えられます。
- 今後精度の高い健診（低線量CTを含めた）が求められます。

肝臓がん
- 糖尿病では、定期的腹部エコー検査は必須です。なぜなら糖尿病患者さんが非糖尿病患者さんに比して肝臓がんの発生が2倍と明らかに高いからです。
- 糖尿病患者さんに脂肪肝は避けられないことで、怖いことにNASH（非アルコール性脂肪性肝炎）に肝臓がんの合併が高いのです。
- ウイルス性、非アルコール性脂肪性肝炎合併の糖尿病患者さんの肝酵素上昇への配慮は重要です。

腎臓、膀胱、前立腺がん
- 糖尿病患者の腎臓がんへのリスクは、肝がんに次いで高値です。
- 膀胱がんは、一部の経口糖尿病薬との関係が取りざたされました。
- 前立腺がんは、糖尿病で罹患の危険性が上昇しないがんです。

（三村和郎）

他の病気を患ったときも大変

　2009年にリンパ腫を発症して、九州がんセンターで抗がん剤治療を受けた時、ステロイドという薬をたくさん使いました。
　ステロイドはがんをやっつける一方で、簡単に血糖値を上げます。案の定、血糖値は昼食前で289mg/dlでした。主治医が"（血糖値を下げる）インスリンを一時的に使いましょう。先生は糖尿病が専門ですから何単位打ったらいいか決めてください"と言われ、超速効型インスリンを12単位打ちました。それから食べようとしたら、抗がん剤の影響で吐き気がしてまったく食べられないのです。そのうちに心臓はドキドキするし、汗はどんどん流れてくるし、これはなんなのかなと思っていましたが（だって熱も出ていますし）私ははっとして思わず"しまった"と叫んでしまいました。インスリンを打って食べないままだから血糖が下がりすぎて、低血糖症状になっているに違いなかったからです。看護師さんを呼ぼうかと思ったけれど、糖尿病の専門医としては自分の血糖値のコントロールもできずに恥ずかしい限り。冷蔵庫の中のエクレアをいくつも必死に口に押し込んで血糖値を上げることに努めて、なんとか難を逃れました。現在の超速効型インスリンは食事の量を確認して食事直後に打っても何ら問題ないのです。忘れていました。
　ところで私は中肉中背で太っていません。でも、限りなく糖尿病に近い状態です。約10年前の糖尿病のイベントでブドウ糖負荷試験を面白がって受けて判明したのです。人間の体はよくできていて、インスリンの分泌で血糖上昇を抑制するのです。ところが私の場合試験を受けて2時間後の血糖値は200mg/dlで、糖尿病型と判断されたのです。しかも血糖値を下げてくれるインスリンの反応が恐ろしく低いのも確認しました。それに症状とか、HbA1cが6.5%以上でしたら"あなたは糖尿病です"と宣言されます。
　実は父（86）は70歳の時、高血糖と診断され、父の兄は糖尿病でインスリンを打っていました。そして私より2つ下の妹（58）も40歳の時、高血糖を指摘されています。父も妹も、私と同じ糖尿病専門医なのですが、その一方でわが家は糖尿病家系でもあるのです。　（三村和郎）

V. 低血糖

他の病気を患ったときも大変

　あれま、びっくり。三村家も糖尿病家系だったのですか。三村ファミリーといえば、お父上の悟郎先生はじめ糖尿病の名医を輩出する家系だと思っていたのですが、実は限りなく患者に近いファミリーでいらしたのですね。素因があれば専門医でも糖尿病になるのですよね。いやいや、喜んでいるわけではないけれど、仲間が増えた気分です。

　さて、糖尿病患者になって困るのは他の病気を患ったときです。ちょっとした風邪を引いても治りにくくて、去年なんか、夏風邪から中耳炎と副鼻腔炎と気管支炎を引き起こし、暮れまで耳鼻科に通い続け、抗生剤を山ほど飲みました。病気になると血糖コントロールが乱れ、それでまた次々と感染症を引き起こして病気が治りにくくなるという悪循環を繰り返すのです。13年前、2度目の甲状腺がんが見つかった時も、手術の前に1ヵ月入院してインスリンと食事療法で、厳密な血糖コントロールを行いました。すっかり痩せて、ひょろひょろしながら手術台に上ったものでした。おかげで、術後は傷もすっきり治り元気になりましたけど。退院の時「甲状腺がんより糖尿病のほうが厄介な病気です。気をつけて生活してください」と注意を受けました。

　三村ドクターがリンパ腫の治療の際に使ったというステロイドは、喘息や膠原病などに使うことが多いのですが、著効がある代わりに血糖をみるみる上昇させる薬です。糖尿病患者としては、できれば使いたくない薬ですが、がん治療の場合は仕方がないですよね。

　そして低血糖症状。インスリン治療を始めると宿命のようについてくるとても不快な症状です。注射を打ったのに食事ができないととんでもないことになります。食卓に座って注射を打ち、「いただきます」と箸を取り上げた時に電話がなることがあります。そんなときは、食事優先、低血糖は怖いですから。頭痛がして落ち着かない気分になり指先がわなわなと震えてきます。頭がぼんやりして、身体の動きも鈍くなったら危険です。倒れる前にとりあえずブドウ糖を取りましょう。お菓子をがばがば口に押し込んだらダメですよ、と病院ではいわれます。

（波多江伸子）

低血糖をこわがらないで

　インスリン治療を始めてから低血糖症状に悩まされるようになりました。飲み薬の時はほとんど感じたことのない症状だったので、ホント焦りましたね。

　低血糖って、糖尿病関連の自覚症状の中では、いちばん嫌いなものです。冷や汗が出て頭が痛くなり、イライラと落ち着かなくなり、まるで全存在をかけて甘いものを探しているような浮足立った状態になりますから。低血糖がひどくなると、最悪の場合、意識を失って昏睡状態になるのですよね。インスリン治療にも慣れた今では、いつもブドウ糖を持ち歩いていますが、最初のころは、こんなに突然、発作のように襲ってくるものとは知らず失敗もしました。ブドウ糖も砂糖も持たず、身動きできない劇場で低血糖になったとき、隣の席に座っていた子供がお菓子の箱を抱えていたのを見て"お願いひとつちょうだい"とチョコパイを分けてもらって難を逃れたこともありました。

　ある日パソコンに向かって仕事をしていた時のこと。なんだか頭が働かないな、腕が重いなと感じながら、締め切りに間に合わせようと必死で原稿を書いていたのですが、ひょっと画面を見ると同じ文章を繰り返し打っていて、しかも変換ミスだらけ。"おかしい"と思って血糖値を測ると45mg/dlでした。自宅にいたのでブドウ糖のある引き出しまで、なんとかたどり着きましたが、前触れなく体が動かなくなるのは初めての経験でした。

　ところで、私がいま心配なのは、低血糖状態を繰り返すと脳の健康を損なうのではないかということです。最近、糖尿病患者は健康な人に比べて認知症になりやすいという調査結果が出ていますよね。高血糖状態にも認知症を引き起こす要素はあるのでしょうが、高齢者が低血糖＝脳のエネルギー不足を繰り返すと脳細胞にダメージが生じるなんてことはありませんか。

（波多江伸子）

Ⅴ. 低血糖

低血糖をこわがらないで

　波多江さんの糖尿病に関する知識はすごいですね。確かに低血糖を頻発すると認知症を招く要因になるとの報告がなされて話題になりましたが、結局は高血糖のほうが動脈硬化をひどくし低血糖以上に認知症の要因になるとの結論が出ています。

　私も低血糖の経験があり、エクレアを口に押し込んだことは報告した通りです。低血糖はドキッとしていやなものだということは重々承知しております。それでも、糖尿病患者さんには"低血糖をこわがらないで、しっかり経験して"といいたい。合併症を招かないために、血糖を下げる薬やインスリンを使えば、血糖が下がっていくのは避けられないからです。合併症は命の危険がありますが、低血糖で命を奪われることはまずありません。低血糖になっても人の体は自然に血糖が上がるようにできており、慌ててエクレアを食べるようなことをしなくても本当は大丈夫なのです。

　低血糖になれば合併症が遠のいてよかったというくらいの気持ちでいてください。低血糖を何度も体験すれば、そのうち、一日のどの時間帯に低血糖になりやすいかがわかるようになります。そしたら血糖値が下がりすぎる前に何かを食べるなどの対応もできるようになります。

　先日、インスリン注射が一生必要な1型糖尿病の患者さんのセミナーがあり、3人の患者さんが講演しました。3人は1型糖尿病歴30～40年ですが、合併症はほとんどありません。秘訣について"血糖値が高かったらインスリンを打つ""食べるときにはインスリンを打つ""多いときには1日に6回も7回もインスリンを打つ"などと説明。"低血糖は起きるもの。こわがらないで"とおっしゃっていました。おみごとでした。

〈三村和郎〉

糖尿病とサプリメント

　だれでも「弱み」を持っています。親の弱みは子供で、祖父母の弱みは孫です。「オレ、孫」と名乗られただけで簡単に騙され、窮状を訴えられて「そりゃ大変」と有り金を全部渡した高齢者の話はよく聞きます。政治家の弱みは選挙で、おばさんの弱みは半額セール。おじさんの弱みは育毛効果？　そして、すべての中高年の弱みは「若さと健康」でしょうか。「弱み」をつかれると、どんなひとでも一瞬、理性的判断を失います。健康に良いといわれれば、反射的に、訳のわからない健康器具やサプリメントを買ってしまう人は多いものです。

　私も、「劇的にお肌のハリがよみがえる」という宣伝文句につられて、高い美容液を買ったことがありますが、塗るとしばらく顔が突っ張っただけで、結局お肌のハリはよみがえらないままでした。かえってシワが増えたような・・。

　美容液ならまだいいのですが、問題は「がんが消える！」「糖尿病に効く」という健康食品の類です。1ビン3万円の品を5個買うと1個おまけがついてくるとかで、糖尿病に効くというふれこみのサプリメントを、3セット45万円も買い込んだ知人がいました。糖尿病予備軍だったのですが、病院の薬は身体に悪いといって飲まないのです。そのサプリメントを18ビン、全部飲み切ったのかどうかわかりませんが、2年後に正真正銘の糖尿病患者になって入院しました。「これさえ飲めば、自然に血糖値が下がるらしいよ」と言いながら、知人は暴飲暴食を続けていましたからね。何の努力もせずに糖尿病が改善されるなんて、そんなヤワな病気ではないというのがズボラな私の実感です。

　病人の「治りたい」という切実な願いを悪用して、効かないとわかっている健康食品を売るのは詐欺です。健康食品でかえって調子が悪くなったと訴えると、それは好転反応と言って、良くなる前に一時的に悪化する現象ですと丸め込まれます。自分で調べもせずに、「病気に効く」という宣伝文句に騙されるほうもどうかしていますが、私も、ときどき騙されそうになります。そんなときは、国立健康・栄養研究所のホームページを見て、頭を冷やすことにしています。

　このホームページには健康食品の有効性・安全性のコーナーがあって、亜鉛のア行からはじまって、わ行はワイルドラデッィシュまで、あらゆる健康食品の主素材のデータが載っています。ほとんどが文献上のデータですが、この研究所の最近の充実度はすごいです。食品と健康や病気との関係のエビデンスがいっぱい。

　ただし、患者が期待して読むとがっかりしますよ。たまに血糖降下作用があると書いてあるとラットのデータだったりして。ほとんどの健康食品が＜ヒトでの有効性・安全性の信頼できるデータなし＞という結論になっています。高いお金を出して損したと後悔すること請け合いです。

（波多江伸子）

V. 低血糖

> 相談に乗らなくちゃ "サプリメント、健康食品"

　病気を持っていない方の"サプリメント、健康食品"もいろいろと話題になっていますが、病気をお持ちの方でこの"サプリメント、健康食品、あるいは漢方薬などの民間療法"に手を伸ばしたことがある患者さんの頻度が高いもののひとつが糖尿病領域ではないか。2004年の糖尿病ネットワークのアンケートでは25%の患者さんが何らかの民間療法を試したことがあるという結果が出ています。そのうち医師、あるいはスタッフに相談した人は30%に過ぎない。(そもそも関係団体がまじめにアンケートを出して検討すること自体からもその深刻さがわかります)。

　1998年9月日本経済新聞の記事です。1997年"消渇丸"なる漢方薬で糖尿病が治ったという人の体験談を読んだ70歳代の男性はその"消渇丸"を個人輸入しました。当時は"漢方降糖丸消渇丸"と書かれ、説明文は中国語で書かれて内容は"成分　純天然薬"と書かれていました。実際は血糖降下薬「一般名"グリベンクラミド"、商品名オイグルコン(ダオニール)」が1錠中0.88mg含まれていました。男性は服薬後2日目から低血糖症と思われる症状をきたし3日目には低血糖症による昏睡状態に陥り約10ヵ月後に肺炎で死亡しました。日本ではグリベンクラミドは医師の処方が必要で1日1.25～5mgが標準であろうし、重症者でも7.5mgまででしょう。しかし説明書には"軽症者で1日3回、1回4錠"から始めて効果をみながら30錠を超えないでくれと書いてあります。初期量は10.56mgとなる。死亡した男性は軽度の糖尿病で通院していましたが、担当医師に相談せず3日間、15錠13.2mgと国内基準の約2～3倍にあたる量を服用したことになります。これだったら誰だって(遷延性)低血糖症になるに違いありません。

　この残念な結果は"日本"の学会などで結構話題になりました。しかし驚いたことに中国では消渇丸は危険な薬だと話題にもならなかったので、現在も製造、輸入販売されています。上記のような出来事の反省で添付文書、販売する輸入業者のHPの説明文は日本語で書かれていて、確かに本剤は"グリベンクラミド"を含んでいて、不都合な症状が出たら必ず主治医に相談することという文言も添えられています。しかし素人である患者さんが漢方薬の説明文の一般名"グリベンクラミド"をみて自分が飲んでいるかもしれない商品名"オイグルコン(ダオニール)"と同じ成分が含まれているのではと考えるとはとうてい思えないことです。

　死亡事例はこれくらいでしょうが、2011年には"Pancre-Plus"なる漢方薬で60歳の男性が低血糖症状を起こしたという報告がありました。この漢方薬はすぐ発売中止になりました。

　さらに、2012年には"Tong Ren Xiu Fu Kou Fu Yi Dao Su"なる薬で82歳の女性が低血糖をきたしています。2つの健康食品は血糖値を安定化すると説明文にあるがその成分はグリベンクラミド(前出オイグルコン、ダオニール)、フェンフォルミン(日本ではメトグルコ(メルビン)が販売されている)が含まれていました。お2人とも軽症の糖尿病患者さんで幸いに回復されています。

　"おぼれる者はわらをもすがる"は愚かな判断だと笑えますか。私もよく外来で患者さんから"こんなものを飲んでいいか"と相談を受けます。"親戚のものが、知り合いが私の糖尿のことを心配してこれを飲んだらどうだろうかと持ってきましたが、飲んでいいでしょうか。断わ

りきらんで困っとります"という質問です。もしかすると糖尿病の血糖コントロールを心配するご本人、あるいはご家族がどこからか探し出してきたものではないだろうでしょうか。糖尿病治療は既知の薬剤でも正常血糖値を目指せば"低血糖"との戦いの"諸刃の刃"なのです。

患者さんは医療人以上に低血糖を怖がります。一方"ほめられたい一心？？"、"合併症への恐怖感"からかいろいろのことを試します。糖尿病治療の基本は食事療法、運動療法、生活リズムの是正がまずあり、その後に薬物療法を考慮すると学会編集の「糖尿病治療の手引」には記載してあります。しかし、生活習慣病の治療は教科書通りにはなかなかいきません。現実の生活があるからです。生活習慣病には"こうすればいい、こうしたい"でも現実にはどうだろうか、実現は可能だろうかということが多すぎます。むげに禁止すると医療側に無断で民間療法など簡単に手に入るものに手を出してしまうのです。

医療のスタンスはコンプライアンス型モデル（従来型モデル　診断、治療判断は医療側が行うという診療形態）、とエンパワー型モデル（セルフケアモデル　医療行為、結果に医療側と共同で患者、患者家族も主体的に関与する医療形態）に時代とともにその姿を変えてきています。エンパワー型モデルの診療スタンスはまさしく"わらをもすがりたい"患者さんの相談に乗る、相談してくれる関係を意識した診療スタンスでしょう。何が入っているかわからない、万人に効くとは限らないサプリメント、健康食品の服用を簡単に許可するのも危険だが、"もってのほかだ"と否定しても結果が付いてこなければ今度はこっそり試してみることになるようです。

では私が"飲んでみていいですか"と相談された時どう答えているかというと、とりえず成分をチェックし（たいていは皆目見当がつかない内容の成分表が付いている）、「ケースバイケースです。効く人もいるでしょう、効かない人もいるでしょう。1ヵ月試して効かないならやめてください。それからいつもの薬は従来通り飲んでくださいね」と返事しているがこれでいいのでしょうか。

（三村和郎）

Ⅴ. 低血糖

インスリン打ち間違い

　最近、仕事でよく東京へ行きます。福岡は空港が街に近く、市の中心部・天神から地下鉄15分で空港駅です。空港から羽田までは1時間半。日帰りもできますが、体力温存のため一泊します。

　先日も東京のホテルで会議の資料を読みながら、ほか弁屋で買った「ヘルシー弁当」を食べました。私は糖尿病患者ですから、1日4回、食直前と寝る前にインスリン注射をしなくちゃなりません。薬液の吸収がいちばん安定しているということで、打つ場所はお腹。食前の注射は超速効型で、食後2時間〜つまり血糖値が急上昇する短い時間作用します。いつも夜中まで起きているので、さて、今夜は久しぶりに早く寝ようと就寝前のインスリン注射を打ちました。これは、基礎インスリン。長時間効き目が持続する「ランタス」という商品名の注射です。健康体なら自動的に分泌されるはずのインスリンを糖尿病患者は、毎日、毎回、手動で補いつつ生きているわけです。ランタスはグレーの使い捨て注射器なのですが、打ちながらひょっと見ると、ややっ、青い注射器ではありませんか。青に赤ラインは超速効型。「マズいっ!」と思ったのですが後の祭りです。しかも、通常の量より多く打ってしまった。焦りました。どうしよう。これから急激に血糖値が下がっていきます。夜の10時です。かかりつけのクリニックはもう閉まっています。

　そうだ、三村先生に電話しよう。私の主治医ではないのですがこの本の共著者なので気安い。でも、何度電話しても出ません。「ミムラはいったい何をしているんだ! この大事な時に」と腹が立ってきます。自分でなんとかしなければ。福岡空港で買ったスイートポテトを食べました。糖質もカロリーも高いお菓子。それも2個。何かほかに食べるものはないかとバッグを探します。ありました。チョコレートと飴玉。それも口に押し込みます。血糖値が50mg/dl以下に下がるともうろうとしてつい先日、車を運転中に低血糖で意識障害になり人を何人もはねてしまった糖尿病の男性のような状態になります。その前に、冷汗や頭痛、身体がわなわなするなどの兆候が出るのですが、いきなり、ストンと低血糖状態に陥ることもあるので怖いのです。そうだ、こんなに食べ物を口に押し込む前に血糖測定をしてみようと冷静な考えが浮かび、測定してみたらなんと300mg/dlを超えていました。チョー高血糖! 糖尿病でなければどんなに甘いものを食べてもせいぜい140mg/dlくらいです。2時間後、又測ってみたら、やっと200mg/dlを切りました。あんなにインスリンを打ったのにどうして高血糖なのだろう。高血糖と低血糖を繰り返すと血管ボロボロになってしまうんですよね。早く寝るつもりが、ひとりで騒動して夜中に寝る破目に。

　数日後、三村医師から「波多江さん、電話した? 電池切れててゴメンなさい」とのんびり電話がかかってきたけど、遅すぎ。もういいです。

（波多江伸子）

インスリン打ち間違い

　すみません、そういう相談とはつゆ知らず。電池が切れているのに気付かず、再充電されて、波多江さんの連絡に気づきました。インスリンの打ち間違いって（量だったり、種類だったり）結構あるものです。糖尿病担当医でゆっくり効くインスリンと、超速効型インスリンのメーカーをあえてちがえている（注射器の形が違います）ドクターもいるくらいです。

　さて、インスリン注射の作用の復習を！！　インスリンは効果発現の速さから超速効型、速効型、中間型、持効型、混合型（超速効型または速効型と中間型を混ぜたもの）製剤に分類されます。例えば、超速攻型ノボラピッドを注射すると、10分後から効果が表れ、1～3時間後が最大効果となり、5時間後には効果がなくなります。インスリンの特徴を知っておきましょう。

　ですのでランタスの代わりにノボラピッドを打ってしまったら、だいたい2時間でピークになりますのでいつものランタスは打って2時間後に血糖値を測って低いようだったら炭水化物（表1）を2単位、おにぎり1個分食べれば心配いりません。念のためにインスリンの量が多いかもしれないのでその1－2時間後にノボラピッドが切れていることを確認されればゆっくりお休みされて大丈夫ですよ。

（三村和郎）

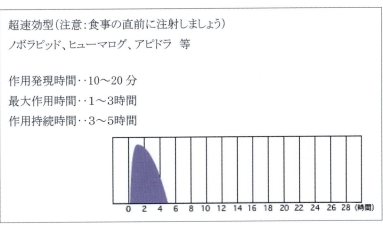

図 10

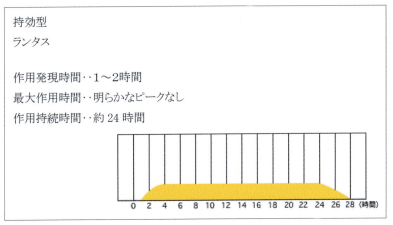

図 11

V. 低血糖

 ためになる　低血糖の処置　本当の実践編

低血糖は（60から）80mg/dl、食前、寝る前、夜中に起きます。

症状は
（ひどく）おなかがすく
手がふるえる
どきどきする
冷や汗がでるなどです

子供たちの寝ている時、低血糖が起こった場合
手足が冷えたり、ほてったりしている
寝汗をかいている
悪夢みている　金縛りのようになって泣き出す
脈が速くなっている
子供の場合　叩き起します。たいてい低血糖です。

血糖測定は症状が治まった後でいいです。のんびり計るより処置を優先。

処置はまず、お砂糖（ブドウ糖）を10g飲む。
5分から10分後に症状がまだあるときはさらに、10g飲む。

さらに、食事がすぐでしたら食事を急いで摂ってください。食事時間にまだ1時間以上あれば、ごはん1膳、またはパン1枚を摂ってください。

それでもだめなら、躊躇せず救急車を呼ぶ。大抵、救急車の中で目が覚めてびっくりしたり、怒ったりというところです。
　グルカゴン注射は御家族には無理でしょうが、自宅では蜂蜜を用意しておいて、意識がもうろうとされている糖尿病の患者さんには蜂蜜を一さじ口に含ませるのも手です。　（三村和郎）

低血糖と運転免許証

　2013年6月に道路交通法改定が改正されました。この改正の目玉は、運転に支障のある症状が出る可能性がある病気を持っている人で、申告しないで事故を起こした場合の罰則が新設されました。6月に交付され1年間の施行準備をもって施行されます。この期間は飲酒運転と並び事故を起こした時、病気の有無を質問されます。こういう時に限って低血糖が原因ではないかと疑われる交通事故が皮肉にも多発しています。私は今から約13年前のある交通事故を思い出し考えをめぐらしていました。

　それはこういった交通事故でした。トラックを運転していた33歳女性が運転中低血糖発作を起こし、被害者1名は死亡、1名は重症でした。普通の交通事故では飲酒運転だ、わき見運転で、スピードオーバーなど単純な原因を争うのですがこの裁判は異例づくめで、原告側は被告が通院していた総合病院の外来、入院診療録を証拠で提出しました。診療録には彼女は血糖コントロールが悪く、再三低血糖発作で入退院を繰り返し、主治医からきちんとした血糖コントロールを心がけること、低血糖時には車の運転を控えることなどの記載が示されました。裁判官は業務上過失致死罪で禁固1年を言い渡しました。裁判官は"低血糖による意識障害におちいり、正常な運転ができなくなる危険性を予見できた。運転行為そのものをやめるべきだった"としています。こういった視点で裁判が争われるのは初めてのことでした。

　折しも前後して"成人病"は"生活習慣病"とその呼称が変わった時期で、"自己責任"を強く説いた判決となり大きな話題になりました。厚生労働省、公安員会は事態を重く見て運転に支障のある症状がでる可能性がある病気には何らかの法的措置が必要ではないかと主張しましたが、このときは1型糖尿病の患者会、学会などから大きな批判があり、結局取り下げられました。しかし、患者の会の主張はきちんとコントロールされていれば低血糖発作は起こさないのであるから、単純に線引きをするのが乱暴だという指摘でした。なるほど患者の会の主張はもっともですがこの時、私は"あっ"と思わず叫んだのですが、「自己責任」という概念がまんまと市民権を得た瞬間と思いました。同様に煙草の消費本数が1980年を境に減少に転じ、その20年後の2000年には男性の肺がん死亡率がきれいに減少に転じています。すなわち、肺がんにかかった喫煙者は肺がんの発がん性に対して「自己責任」が生ずるといわれた時期と一致します。

　では、時には運転に支障をきたす恐れのある糖尿病などの病気の申告は消えたのかというと、福岡市ではそれ以後もこっそり残っていました。さりげなく免許センターの壁には"糖尿病"など病気を持っておられたら強制ではないが自己申告をしていただきたいという趣旨のポスターが貼ってありました。皆さんは気が付いていたでしょうか。こんなことが明るみになったらきっと大騒ぎになっていたでしょう。本当かと思われるなら私が書いた主治医意見書なる書類をお見せしてもいいです。そこには主治医判断で免許取得、更新を思いとどまらせる選択もありました。どこに丸をつけようが主治医が罰を受けることはありませんでしたが！！

　さて今回の道路交通法改正に戻ります。基本は一定の症状を呈する病気の方はきちんと申請し、医師は結果、運転免許証の取得、更新の判断を届け出ることになります。公安委員会は本人の意思を確認し公布します（あくまでも本人の意思です）。私の運転免許証にある免許の条件

V. 低血糖

などに"眼鏡など"と同じように"運転の支障をきたす恐れのある病気を持っている"などの文面が入るのでしょうか(とんでもない！！)。このことを申請すること自体が胸にどっと詰まった感じがゆがめないのに、文面が入ったら身分証明書に使うことの多い運転免許証ですのでコピーを依頼する時、また胸の圧迫感です。対象は境界型糖尿病を含めると40歳以上の日本人成人のやれ1/3だ、いやもっと多いとかいう時代です。どうするのでしょう。しかし、事故を起こしたらその都度公安委員会はチェックできるシステムを作るのでしょうね。結局は事故を起こしたら発動する制度でしょう。

2014年7月31日に起きた大阪御堂筋の無自覚性低血糖に伴う交通事故がそうです。やはり本人のうかつさは問われるでしょう。しかし一方で、男性の主治医は「男性は病気を管理していた模範患者。当時は、自覚症状のないまま突然意識を失う『無自覚性低血糖症』だったとみられる」と述べている（朝日新聞「御堂筋暴走、会社員を逮捕　低血糖症の危険運転致傷容疑」2014　7/31）。

実際、彼のHbA1cは6％台だった、7％台だったとツイッターで流れています。でも糖尿病学会の推奨するコントロール目標での重大事故です。私たちはどうしたらいいのでしょうか。

（三村和郎）

薬は相次いで開発されたが

　もはやバレンタインデーなど無縁な私ですが、スーパーで時季外れのチョコレートが安売りされているのには大いに関心があります。"近寄ってはいけないよ"と理性は引き止めるのですが、足はひとりでにワゴンの方へ。誰にともなく"ひとつだけね"と弁解しながら小さな箱を買ってこっそり食べます。うーん、なんと罪深いおいしさでしょう。

　巷にチョコレートがあふれる2月は糖尿病患者ばかりでなく、犬にも甘く危険な季節です。うちの老犬メグが通う動物病院の掲示板に"この季節、チョコレート中毒にご注意"って書いてありました。カカオ豆のテオブロミンという成分で犬が急性中毒になり、嘔吐、けいれん、意識障害などの症状が起こるとのこと。最悪の場合は死に至るらしいです。持て余すほどチョコレートをもらった男性の皆さん、決して愛犬におすそ分けをしないでください。

　さて今回は最新の糖尿病治療について教えてください。"チョコは食べないで"などの食事療法と、"毎日1時間歩く"などの運動療法は治療の基本ですが、血糖値を下げるお薬も次々に新しいものが出ています。腸や肝臓に作用して糖の吸収を抑える薬、膵臓を叱咤激励してインスリンを分泌させるSU剤、インスリン抵抗阻害剤など、これまで出ているほとんどの薬を試してみましたが、飲み薬の効き目がだんだん落ちて結局インスリン注射に切り替えてから10年になります。まだ使ったことがないのは、2010年に華々しく登場した新薬インクレチン製剤だけです。インスリン注射だけでは私の血糖コントロール、いまいちなんですよね、何か、スカッと効く治療法ってないものでしょうか。

（波多江伸子）

Ⅵ. 治療の明日

薬は相次いで開発されたが

　波多江さん、残念ながら、スカッと効く治療法はない、といわざるを得ないのが現状です。

　確かに新しい薬はいろいろと開発されています。血糖値を下げる治療法としては、インスリン注射が昔からあるわけですが、基本的に打ち続ける必要があり、低血糖を招きやすいなどの問題もあり、決して万能ではありません。このため各製薬会社は血糖値を下げる薬の開発にしのぎを削り、かつては2種類しかなかったのが、ここ15年で10種類ほどになっています。

　血糖値が上がる原因は①インスリン分泌量が減っている、②分泌されるインスリンの働きが悪くなっている、の2つです。相次ぐ薬の開発と平行して、検査技術も向上しており、各患者について①と②がどの程度なのか、かなりの精度で突き止められるようになりました。それを踏まえて、最も効果的な薬を選ぶ"テーラーメイド"の治療が可能になってきたといってよいです。

　ただ、ここで強調しておきたいのは、どんな薬であれ、運動療法と食事療法をきちんとしなければ、効果は期待できないということです。さらに、既存の薬はどれも使い続ける必要があり、だんだんと効きが悪くなるということです。合併症が起きるリスクを減らせる効果は期待できるものの完治させる力はないのです。

　波多江さんが"華々しく登場した"と紹介した新薬インクレチン製剤は、インスリンの分泌を促すタイプの薬。さらにSGLT2阻害剤は腎臓に働く薬です。分泌促進型の薬はこれまでもあったのですが、低血糖を招く恐れがありました。この新薬にはその心配がないとされています。どの程度の効果があるのかまだよくわかりませんが、患者さんにとって治療法が増えることはよいことです。

　また、吸入インスリンが発売になります。インスリン注射をしないでいいのは患者さんにとって福音です。でも、血糖採血器のほうがインスリンよりずっと痛いってみんな知っているのでしょうか。

　完治が期待できるものとしては、移植医療があります。ただ、膵臓を提供するドナーが国内ではなかなか出てこないことから、すぐに膵臓移植を受けられる状況になく、私自身は治療法の一つとはまだいえないと考えています。手術が必要ない移植法として、インスリンを分泌する膵島細胞を膵臓から取り出して移植する"膵島移植"も2004年に京都大学で初めて実施され、福岡大学なども手掛けるようになってはいます。しかし、これまでの実施例は約30例。ごくわずかといわざるを得ません。

（三村和郎）

糖尿病最新の治療

　糖尿病の治療薬はこの10年で相次いで開発されました。しかもまだまだ新しい薬が開発されています。その方の糖尿病の状態に合わせた"テーラーメイド"の治療が可能になってきたわけです。でもお薬を飲んだり、注射をしないといけない状態に変わりはありません。究極の治療は、薬も注射もしないで糖尿病がよくなることですが、それは移植しかありません。膵臓（膵臓と腎臓）を移植する、あるいは膵臓のインスリンを出す細胞（膵臓のβ細胞）を移植するのです。移植が成功すれば確かに薬もインスリンも血糖測定も必要がなくなる可能性があります。膵臓のインスリンを分泌するβ細胞だけを移植する方法は膵島移植といいます。2000年にアメリカのアルバータ大学で初めて移植が行われてインスリンが必要な糖尿病の患者さん7人すべてがインスリン治療をしなくてよくなりました。膵島移植は提供された膵臓からインスリンを出すβ細胞を分離し、点滴の要領で肝臓に移植します。肝臓に膵臓ができる！！

　日本ではどうかというと2004年に京都大学ではじめての膵島移植が行われて以来、約30例以上の移植が行われています。福岡でも福岡大学で2008年に行われています。この移植の問題点は日本では臓器を提供するドナーがなかなか見つからないということです。

　逸話を一つ。私も臓器移植のドナーカードにサインをしています。10年ほど前、ドナーカードにサインをしましたが、2年間家内は同意のサインを躊躇していました。今は運転免許証、保険証の裏にドナー承諾の記載欄があるのは波多江さんご存知でしたか。そして内容は"私はこれこれの臓器の移植をしてもいいですよ"という内容ですよね。ところが欧米のドナーカード（これも運転免許証の裏に書いてありサインするところがあります）の内容は"私は臓器移植をしたくないです"という内容です。ここにサインをしておかないと、五体満足な人は自動的に臓器移植のドナーになります。ここが日本人の死生観、仏教と欧米人の死生観、キリスト教の違いなのでしょうか。移植を同意している私ですが、リンパ腫があるから臓器移植のドナーにはもうなれないでしょうね。

　10数年前ですがアメリカ西海岸で日本人の留学生が交通事故で亡くなりました。ご家族が遺体を引き取りに行ったときにおなかに手術の跡があり、ご家族が"この手術の傷跡は？"と尋ねたら"臓器を移植して頂きありがとう"といわれたそうです。なぜなら彼は運転免許証に"私は臓器移植をしたくないです"というサインをしていなかったからです。

（三村和郎）

インスリンを作る膵臓の細胞（膵β細胞）のリサイクル（再生医療）

　膵β細胞の再生医療は大きく2つに分けられます。第1は体の外で膵β細胞を増やし患者さんに移植する方法。第2が細胞に分化誘導因子を促す薬剤を投与して眠っている膵幹細胞（β細胞の前駆細胞と呼ばれます）を刺激してβ細胞の新生を促す方法です。どちらも膵β細胞の数を増やしインスリン分泌を正常化して糖代謝を改善させます。

　体の外から細胞の分化、分裂を誘導する因子（物質）を投与することで体の中に眠っている膵幹/前駆細胞を新たにβ細胞に分化させる方法があります。この膵幹/前駆細胞は動物実験で膵臓内にあるのがわかっています。その膵幹/前駆細胞を刺激する物質を研究者は探し回っています。実はその一つが日本で最近発売になったGLP-1製剤なのです。ですのでGLP-1製剤は血糖値も下げるし、もしかしたらβ細胞を増やしてくれる夢のお薬かもしれないのです。すでにアメリカでは2005年から臨床の場での使用が始まっています。

　このような体内分化誘導法は1番目の細胞移植よりはるかに安全です。これは糖尿病の治療だけでなく、2型糖尿病の発症も予防することもあながち夢ではないのです。とにかくβ細胞の増殖を促す因子をはやく探しだすことです。

　ねっ、波多江さん糖尿病治療の未来は明るいでしょう。でも、合併症が進行してしまったら（何十年の積み重なりの結果ですから）まだ、私達は手も足も出ません。やっぱり合併症が出ないように血糖コントロールは良くしましょう。

（三村和郎）

完治させる夢の治療法

　遺伝や生活習慣が複雑にからんで発症し、長い年月をかけてじわじわと進行する慢性疾患の2型糖尿病を一発で治す薬は今のところないようですね。バランスのとれた食生活と適度な運動、薬物療法と定期的な検査で合併症にも早めに対応するというのが、平凡ながら最良の方法なのでしょう。多少面白みに欠けるきらいのある糖尿病ライフですが、合併症が出るともっと面白くない人生になりますから。アメにも負けず、チョコにも負けず、ケーキにも、アイスクリームにも負けない強い意志を持ち、無理をせず、良く歩き、、決して怒らず（ストレスを避けるために）玄米少々と、発酵食品とたくさんの野菜を食べ、いつも静かに血糖測定をしている、そういう患者に私はなろうと思います。宮沢賢治の詩みたいですが。

　ただ、欲をいえば、インスリン治療は、健康な体ならひとりでに行われる生理的なインスリン分泌を手動でやっているようなものですから、血糖値が上がれば自動的に適量のインスリンが注入され、しかも低血糖にはならず一定の血糖値を維持できるような人工膵臓があればいいなと思います。そうなれば"食べたら打つ"の煩わしさから解放されます。合併症を抑えながら将来の新しい治療法に期待しますね。

（波多江伸子）

完治させる夢の治療法

　最終回は"糖尿病を完治させる夢の治療法"の話題で締めくくろうと思います。波多江さんが"あればいいな"という人工膵臓も夢の治療法の一つといってもいいかもしれません。

　現在、人工膵臓とまではいきませんが、携帯型インスリン注入ポンプはあります。ポケベルのような形で、おなかに取り付けて使います。インスリンを注入する針は体に刺したままで、インスリンを持続的に微量注入してくれます。インスリン注射のように1日に何度も針を刺して痛い思いをすることはありません。ただ残念ながら、血糖値の上昇に合わせて自動的にインスリンの注入量を適度に設定しなおしてくれる"優れもの"ではなく、本人が設定しなおす必要があるのです。

　さて前回、糖尿病の完治が期待できる移植医療について、必要な臓器を提供するドナーがなかなか出てこないと指摘しましたが、ドナーがいなくても移植を可能にする"夢の治療法"も研究されています。インスリンを分泌する膵臓のβ細胞（膵島細胞の一種）を体外で人工的に作り体内に移植する方法です。

　β細胞を作るのに利用できる材料として注目されているのが、京都大学の山中伸弥教授が開発した人工多機能幹細胞（iPS細胞）です。山中教授はノーベル賞受賞されましたね。患者の皮膚などの体細胞から人工的に作れるiPS細胞は、体のあらゆる細胞に分化できる"万能細胞"でβ細胞もiPS細胞から分化できるのです。できたβ細胞はもともと自分の細胞ですので移植後、拒絶反応が起きない利点もあります。ただβ細胞は血糖値を感知するセンサーと、血糖値に見合った量のインスリンを分泌する機能を備えた"高級細胞"であるため、分化は難しくまだ成功例はありません。

　夢の治療法はほかにも、患者の膵臓を薬剤で刺激してβ細胞の新生を促す"体内分化誘導法"があり、これも完治が期待されます。このように夢の治療法は多彩で、国内外の研究者が実用化に向かってしのぎを削っています。糖尿病治療の未来は明るいと信じています。

（三村和郎）

医者は聞き上手がいい

　食事、運動、喫煙、お酒など糖尿病に関することについて、いろいろと書いてきました。とにかく糖尿病患者さんに強調したいのは"糖尿病になったことを悲観せずに、体のことを常に意識するようにしてくれて、ありがたい"ぐらいの気持ちを持ってほしいということです。

　糖尿病を患ったことで食事や運動に気を配るようになり、それが、ほかの病気を遠ざけることになり、結果として、寝たきりなどにならない"健康寿命"を伸ばすことにつながります。つまりは"一病息災"。その考えで、前向きに生活してください。

　さて、医者である私がいうのもなんですが、糖尿病治療で大事なパートナーである"良い医師"の見分け方を助言しましょう。ポイントは
　①あなたが相性がいいと感じるかどうか
　②しっかりと話を聞いてくれるかどうか、の2つです。

　糖尿病は治療が長期になりますので、医者との付き合いも当然長くなります。しかし、相性がよくないと、途中で治療を続ける意欲が減退しかねません。また治療の大きな柱は生活習慣の改善です。患者であるあなたがどんな考えの持ち主で、それに基づいてどんな生活をしているのか。それについて医者がじっくり耳を傾けなければ、生活習慣の見直しの指導はできません。現実問題として医者は、患者一人一人に時間をたっぷりとるのは難しいでしょうが、短時間であっても、大事なことはじっくり聴くようでなければ糖尿病の医者としては失格です。

　糖尿病なんて関係ないと思っている自称健康体のあなたにも、ぜひ実行してもらいたい3つのことがあります。

　それは
　①社会人であるなら1年に1回は健康診断を受ける
　②歩数計を常に身に着けて、1日1万歩を目標に、毎日の歩数の記録をつける
　③食事はサラダなど野菜から食べて、ご飯やお肉は後回しにする、です。

　いずれも継続するのは難しくないはずです。①の健康診断は自分の体の状態を客観的に確認できます。職場や自治体で実施していますのでそれを利用してください。②の歩数計は、記録をつけることが習慣になると、しめたものです。目標達成が続くと楽しいものですよ。③の野菜からの食事は血糖値の急上昇を防ぎ、肥満防止にもなります。

　男性は社会人になるとどんどん体重が増えていき、女性も出産を終えた後などから体重が増えていく傾向があります。いつまでも若々しく元気であるためにも、この3つを継続してください。

（三村和郎）

Ⅵ. 治療の明日

日本人の死因 20 年の推移と健康寿命

　日本人男性の平均寿命は 80 歳、女性の平均寿命は 86 歳、世界で一番の長寿国です。
　にわかには信じられないブラックユーモアと感じる人もいるかもしれないでしょう。私は 40 歳から 75 歳までの死因時統計である 1980 年から 2000 年までの日本人の亡くなる原因、縁起でもない図を講演で好んで使います。遠目で見ますと男性が上に広がって、女性の幅が狭いのがおわかりになりますか。これは男性がすでに 75 歳前に力尽きる方が多くいらっしゃる一方、女性はあと 10 年は長生きしますので女性は 75 歳までには死なないというわけです。1980 年はそれまで 3 割ずつで肩をならべていた "がん"、"脳血管障害" と、"心疾患" の比率が大きく変わる時期なのです。30 年たった今の、2014 年は日本人の亡くなる原因の 3 割はがんです。そして脳血管疾患と、心疾患は二つを合わせてやっと 3 割です。この理由はこう考えます。がんは健康の交通事故の意味合いがあります。でも脳血管疾患と心疾患は防ぎ得る病気です。私達は "死ななくなった" のです。言い換えると日本人は "死ねなくなった" のです。
　そして残りは実に多岐の疾患が顔を出します。肝障害、気管支肺炎など。これはうまく付き合えないアルコールの飲み過ぎ、ご高齢の寝たきり老人が力尽きて亡くなるなどが原因だからです。一時期は交通事故での不慮の事故も入っていました。さらに近頃はうつ病などに伴う自殺が大きな社会の問題とクローズアップされています。"ぽっくり願望" なる言葉がささやかれますがそう事は簡単ではありません。
　私達は "死ななくなった"、そう "簡単に死ねなくなった"。ならば開きなおって健康で長生きするのです。寝込む原因となる、脳血管疾患、心疾患の原因となる糖尿病、高血圧、高脂血症などの生活習慣病とは上手に付き合う（健診をきちっと受け、良いかかりつけ医を見つけましょう）。がんだって、どうせかかるなら人生の最後だけでいいや（つまりタバコはやめよう。

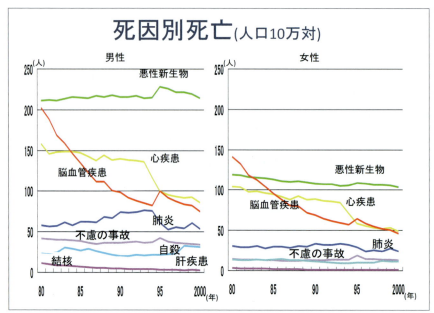

図 12　日本人 40 歳から 75 歳未満の日本人の死因の 20 年間の推移　厚生労働省（2004 年）

私はやめました）。さらに出口が見えにくい、なんとも重苦しい介護、心の病気は家族、地域、職場の皆で助けあいましょう！！

　死因の10位にも顔は出ないけど、寝込む原因となる、脳血管疾患、心疾患の原因となる糖尿病、高血圧、高脂血症などの生活習慣病とは上手に付き合うのが必要です。　　　（三村和郎）

あとがき

　この本は、糖尿病専門医の三村和郎医師と糖尿病患者の波多江伸子が、西日本新聞の医療面で、糖尿病治療を語り合った連載コラムを、大幅に加筆修正したものです。糖尿病の本は世にたくさん出ていますが、医者と患者が同じテーマについて、本音の意見を述べ合った本はあまり見かけません。お互い丁々発止と議論を切り結ぶ展開を想像しながら書き進めていたのですが、できあがったものは、和気藹々として、楽しい糖尿病トークになってしまいました。三村医師と私は、がん体験者でもありますので、お互い苦境を乗り越えた同病の連帯感もあります。長く慢性疾患の患者をやっていると、医療者の大変さも患者のつらさも両方よく分かるようになりました。当初期待したような、激しくやり合う医師対患者の本にはなりませんでしたが、でも、ソフトで楽しい語り口ながら相当に過激な内容ではあります。

　というのは、これは患者が本当に知りたいことに専門医がハッキリ答えている本だからです。患者が本当に知りたいことというのは、治療の大道から外れていて、大っぴらに質問しにくいことが多いのです。たとえば流行の糖質制限食や糖尿病に効くというサプリメント、○○健康法。本当のところ、どうなんです？　それって、効くのですか？　効くのなら、なぜ学会で推奨しないのですか？　糖尿病患者の平均寿命ってどのくらいなのですか？　最後はどんな風に亡くなるのですか？　聴くのも怖い質問に誠実に答えてくれた三村医師に感謝します。

　また、いつも温かく不肖の患者を見守ってくださる、私の甲状腺疾患と糖尿病の主治医、二田哲博クリニック院長にもこの場を借りて感謝を申し上げます。連載をまとめて本にしてくださった日本医学出版の渡部新太郎さん、大変お世話になりました。

2015年3月1日

波多江伸子

みんなの迷い

　現在、私達はこんなに患者さんが増える病気だった糖尿病に戸惑ってその対応に迷っています。30年前にはある意味で病気のうちにも入らない"ぜいたく病"といわれた、単に血液の中の糖分が高いだけの病気が私たちの生活の幅を縮める失明や、透析になる怖い病気だったなんて考えもしていませんでした。

　このことは糖尿病の治療を専門とする医師の集団にも大きな迷いを起こしています。

　糖尿病の診断基準もこの10年で多くの変更がありました。こんなにコロコロと変えられれば現場は混乱します。一番大きな変更は糖尿病の診断基準でしょう。糖尿病診断の血糖値は以前と変わらないのに、なぜHbA1cは0.4%下がった（厳しくなった）のでしょうか。

　素朴な疑問です。HbA1c（JDS）からHbA1c（NGSP）に0.4%変わったのですから、糖尿病の診断基準が以前と変わらず6.5%というのは納得いきません。以前でいえば6.1%で糖尿病ですよ、とするべきです。学会はその自己矛盾を指摘されるのが嫌なのでしょうか。HbA1c（JDS）は姿を消しました。以前は糖尿病の基準の血糖値空腹時126mg/dl、随時200mg/dl、HbA1c（JDS）6.5%以上はペアだったはずです。それが0.4%高いHbA1c（NGSP）6.5%とペアのはずがありません。HbA1c（NGSP）6.5%で糖尿病なら血糖値の基準はもっと下がるはずです。どうでしょうか！！

　もし、基準の血糖値が下がれば境界型糖尿病なる範囲はほとんどありません。ですので境界型糖尿病は時には正常グループだったり、境界型糖尿病グループだったり、糖尿病だったりと姿を変える集団だと。何をいっているのかさっぱりわかりません。

　挙句の果てはその重要な判定は75gOGTT（75g糖負荷試験）が決め手になるとしています。病型を正確に決めるのは精密糖負荷試験という"ごっつい"お金のかかる試験で針を4回から5回刺す検査です。軽症ですから初診の患者さんが多いでしょう。はじめて受診したクリニックで高いお金と4回から5回の痛い思いをすれば次回は受診したくないでしょう。

　さらに、この血糖コントロールの目標の「熊本宣言」。75歳を超えても合併症予防のためには血糖値はA1c 6.5%以下、インスリンの4回注射も辞さないといった"湯島聖堂の近くの大先生"は近頃おとなしくしていますが、A1c 8%だって許しますなる学会宣言はどう感じられているのでしょうか。私達も以前から6.5%を（盲目的に）おっかけてくださいと非専門医の先生に宣言するのは気が引けていました。それが手のひらを返すように変わります。これだって低血糖と認知症騒ぎ、高齢者の血糖コントロール目標、極めつけは無自覚低血糖と運転免許証騒ぎのせいでしょう。誰だってわかります。この目標設定の変更の認識が末端まできちんと深まるのには何年かかるでしょう。それよりそんなにあたふたと診断基準なるものを変えていいのでしょうか。

　網膜症だって、糖尿病学会が用いている網膜症の分類は健診（数千万人が受ける特定健診を含めた）の分類とは全く違います。その統一はなされないのでしょうか。

　挙句の果てが腎症と日本透析学会の提唱するCKDにおけるeGFRの取り扱いの混乱。日本透析学会はeGFRは腎機能の低下の指標であるといっているのに、糖尿病学会はeGFRは不安定であり単独では基準値とはなりえないといっておきながら、糖尿病腎症のステージ分類には

三村のあとがき

登場させて、"ごにょごにょ"の理由で 30 mL/min の値を境に軽症と重症は分かれると全然意味のないことをいっています。数字は線引きが単純なので非専門医は飛びつきます。残念ながら今後使われるのは CKD 分類でしょう。

　もう、列挙するのが嫌になってきましたが、糖質制限食についてのコメントも何とも歯切れの悪いこと。否定もしないが、肯定もしない。だから正しいんですよという例を増やしてくださいといっているだけ。さらに怖いのはあの薬の乱立です。どれでも基本 A1c で 1% 下げるのが精いっぱいでしょう。この 10 年間でどれだけの新薬が発売になったでしょう。薬の評価が追い付いていません。重大なトラブルが起きないことを祈ります。

　こういった現場の動揺は患者さんにも微妙に響いています。病院に行けば（近づけば）検査と、薬の処方のみで食事も運動指導もあったもんじゃない。自分は薬ではなく生活習慣の修正をしたいという患者さんからの修正の相談を受ける"空気"もない。気の毒なくらいこま鼠のように働くお医者さんに敬意は払うけど軽症患者さんの居場所は見つからず。しかも現代人は消毒液臭が漂う待合室は好みません。アロマのにおいが漂い、軽い音楽がある空間が良いのです。

　これを目標にすれば、合併症なく"健康"に過ごせるという指標が実はこんなにあいまいなんです。どうして専門家の集団はリーダーシップをとりたがらないのでしょう。難しい言葉がいっぱい出て読者の皆様には申し訳ありませんでしたが、文面のムードからおわかりでしょう。ばかばかしいほどこれが真実なんです。

　だから私達はみんなのさりげない迷いを"言葉"にしてみたかったのです。

2015 年 3 月 1 日

三村和郎

よくわかる糖尿病生活セミナー
食事と飲み薬で治療している方々のために

編集　社団法人日本糖尿病協会
定価　（本体1,800円＋税）B5判 160頁 2色刷

◆糖尿病を治療中の患者さんをめぐる食事・運動・合併症、旅行など、さまざまな生活の問題を56の項目にまとめ、イラスト、図表を多用し58人の専門医がわかりやすく解説。
◆糖尿病患者さんおよびそのご家族の方々に。糖尿病療養指導士をはじめ糖尿病医療スタッフに。
◆ISBN4-931419-75-5

よくわかる糖尿病生活セミナー
インスリンで治療している方々のために

編集　社団法人日本糖尿病協会
定価　（本体1,800円＋税）B5判 180頁 2色刷

◆糖尿病をインスリンで治療中の患者さんをめぐる食事・運動・薬物による治療、合併症、旅行など、さまざまな生活の問題を51の項目にまとめ、多数のイラスト、図表を使い専門医がわかりやすく解説。
◆糖尿病患者さんおよびそのご家族の方々に。糖尿病療養指導士をはじめ糖尿病医療スタッフに。
◆ISBN4-931419-76-3

楽しく患者をやる気にさせる糖尿病教育
－体験型糖尿病教室のススメ－

著者　坂根直樹　国立京都病院臨床研究センター予防医学研究室長
定価　（本体2,500円＋税）B5判 114頁

◆従来の医学知識を一方的に提供する講義形式から楽しくてためになる糖尿病教室への大転換ガイド。
◆体験型糖尿病教室の実際、実践シナリオ集、使える媒体集など、実践的な内容が盛りだくさん。
◆糖尿病教室の講演者、運営スタッフの必携書。
◆ISBN4-931419-73-9

インスリン療法指導Q&A

編集　加来浩平　川崎医科大学糖尿病内科学教授
定価　（本体2,800円＋税）B5判 104頁

◆現場でのインスリン療法の患者指導の実際を51のQ&Aと27のメモで実践的に解説。
◆医師、糖尿病療養指導士をはじめ糖尿病医療スタッフに必携の書。
◆ISBN4-931419-90-9

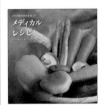

糖尿病療養指導士模擬試験問題集

編集　福岡県・佐賀県糖尿病療養指導士認定制度試験委員会
定価　（本体2,500円＋税）B5判 112頁

《糖尿病療養指導士模擬問題集の★最新版★》
◆筑後佐賀地区が問題作成を担当した2005年と2009年の福岡県佐賀県糖尿病療養指導士認定試験問題を収録。
◆2009年分は日本糖尿病療養指導士（CDE）の受験ガイドブックに準拠した。解説は単なる問題解説ではなく、療養指導にどう役立てるかに重点を置いた内容となっている。
◆ISBN978-4-902266-47-4

患者さんとスタッフのための 糖尿病ライフQ&A

著者　葛谷　健　自治医科大学名誉教授
　　　松田文子　宇都宮中央病院糖尿病センター所長
　　　宮本佳代子　自治医科大学附属病院栄養部長
定価　（本体1,800円＋税）A5判 174頁

◆2型糖尿病を中心に糖尿病ライフのQOLをよりアップさせるための専門医からのアドバイスとメッセージを119のQ&Aとメモで。
◆読者対象は糖尿病患者さん、医療スタッフ。
◆ISBN4-931419-84-4

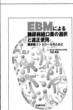

大分岡病院管理栄養士の メディカルレシピ
毎日の食事が多くの病気を予防する

監修　NPO法人メディカルコンソーシアムネットワークグループ
定価　（本体価格1,000円＋税）A4変形 46頁 オールカラー

◆病院の管理栄養士による患者さんとご家族のための37レシピ。
◆大分岡病院の広報紙「おかのかお」内の人気コーナー「栄養士のメディカルレシピ」で紹介したレシピを春夏秋冬に分け1冊にまとめた。
◆ISBN978-4-902266-84-9

食塩と高血圧

編集　藤田敏郎　東京大学大学院医学系研究科内科教授
定価　（本体4,500円＋税）B5判 164頁

◆食塩と高血圧、食塩感受性高血圧についてのさまざまな角度からの新知見32項目を斯界の40余人の第一線の専門家が解説。
◆読者対象は高血圧専門家から臨床医まで。
◆藤田敏郎：第25回日本高血圧学会総会会長
◆ISBN4-931419-74-7

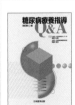

EBMによる糖尿病経口薬の選択と適正使用
糖尿病コントロールのために

編集　河盛隆造　順天堂大学内科学教授
定価　（本体2,800円＋税）B5判 174頁

◆エビデンスをもとに症例提示をしながら"どういうふうに治療したか""なぜこういう治療をするか"EBMに基づく文献の掲示など、糖尿病経口薬治療の実際を実践的に解説。
◆読者対象は糖尿病診療に携わる医師、糖尿病療養指導士、薬剤師、看護師、栄養士などの医療スタッフ
◆ISBN978-4-902266-21-4

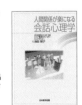

患者指導のためのSMBGのすべて 改訂第2版

編集　富永真琴　山形大学医学部臨床検査医学教授
定価　（本体1,600円＋税）B5判 72頁

◆血糖自己測定（SMBG）は糖尿病の診療現場に欠くことのできない手技。
◆患者指導のための血糖自己測定機器とその使い方の実際を解説。改訂版では最新情報に更新。
◆医師、糖尿病療養指導士をはじめ糖尿病医療スタッフに必携の書。
◆ISBN4-931419-91-7

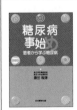

医療スタッフのための 糖尿病療養指導Q&A 改訂第2版

編集　清野弘明　太田西ノ内病院糖尿病センター長
　　　朝倉俊成　太田西ノ内病院糖尿病薬局長補佐
定価　（本体2,800円＋税）B5判 174頁

◆糖尿病療養指導を118のQ&Aで、臨場感を出すために具体例をあげて、答、解説、ポイントでまとめた。最新のガイドラインに対応。最新のデータに更新。
◆ISBN4-931419-98-4

人間関係が楽になる会話心理学

著者　池田朝子　（社）日本産業カウンセラー協会シニア産業カウンセラー
定価　（本体800円＋税）四六判 100頁

◆心理学やカウンセリングの技法を応用した、人間関係が楽になる未来の会話のつくりかた。
◆営業、接客、医療介護などの仕事の場面や普段の日常生活でも活用でき、コミュニケーションの達人に。
◆営業・接客・面接で勝つ会話、人間関係をよくする会話、聞き上手になる、相手の会話と自分の会話のクセを知る、恋愛の会話、家族との会話、感謝の会話
◆ISBN4-902266-09-1

糖尿病事始め　患者から学ぶ糖尿病

著者　豊田隆謙　東北労災病院院長・東北大学名誉教授
定価　（本体2,800円＋税）B5判 168頁 オールカラー

◆糖尿病専門医としての著者の長年の経験から糖尿病患者さんを援助してきた記録を60枚余のカラーイラストを加えて紹介。33のQ&Aを付録に。
◆医師、糖尿病療養指導士、看護師、栄養士、薬剤師などの糖尿病に関わる医療スタッフに。糖尿病患者さんとその家族に。
◆ISBN4-931419-93-3

脂質異常症診療Q&A
動脈硬化性疾患予防ガイドラインを実地診療に活かすには

編集　寺本民生　帝京大学医学部学部長・内科主任教授
　　　佐々木淳　国際医療福祉大学大学院教授
定価　（本体3,800円＋税）B5判 184頁 2色刷

◆動脈硬化性疾患予防のための脂質異常症の日常診療における様々な疑問点を巻頭座談会と139のQ&A形式にて第一線の臨床の専門家に解説いただく。
◆読者対象は、臨床医、薬剤師、栄養士、看護師。
◆ISBN978-4-202266-48-1

発行　株式会社 日本医学出版

〒113-0033 東京都文京区本郷3丁目18番11号　TYビル5F
TEL 03-5800-2350　FAX 03-5800-2351
ホームページアドレス http://www.jmps.co.jp

ズバッと本音で医者と患者の糖尿病トーク

発　　行	2015年3月20日　初版第1刷発行

著　者　三村和郎、波多江伸子

発行人　渡部新太郎

発行所　株式会社 日本医学出版
　　　　〒113-0033　東京都文京区本郷3-18-11
　　　　電話　03-5800-2350　FAX　03-5800-2351

装　丁　小松　昭（Rize）

印刷所　三報社印刷株式会社

ISBN978-4-86577-004-9　　　　　　　　　　　　　　Printed in Japan
乱丁・落丁の場合はおとりかえいたします。

本書の複製権・翻訳権・上映権・譲渡権・公衆送信権（送信可能化権を含む）は、㈱日本医学出版が保有します。

JCOPY＜㈳出版者著作権管理機構委託出版物＞
本書の無断複写は著作権法上での例外を除き禁じられています．複写される場合は，そのつど事前に，㈳出版者著作権管理機構（電話 03-3513-6969，FAX 03-3513-6979，info@jcopy.or.jp）の許諾を得てください．